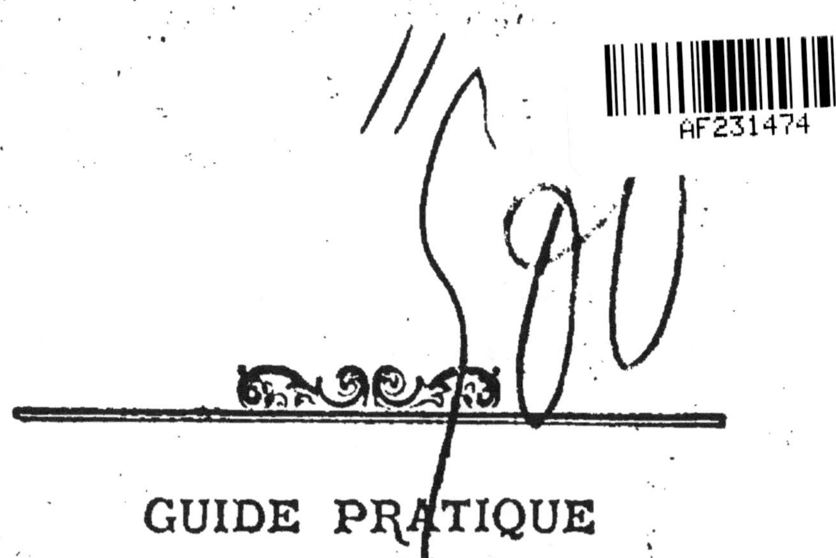

GUIDE PRATIQUE

DE

MÉDECINE DOSIMÉTRIQUE

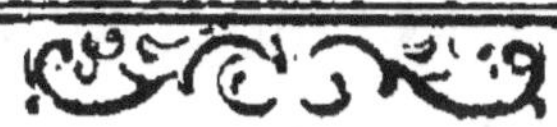

Docteur Burggraeve.

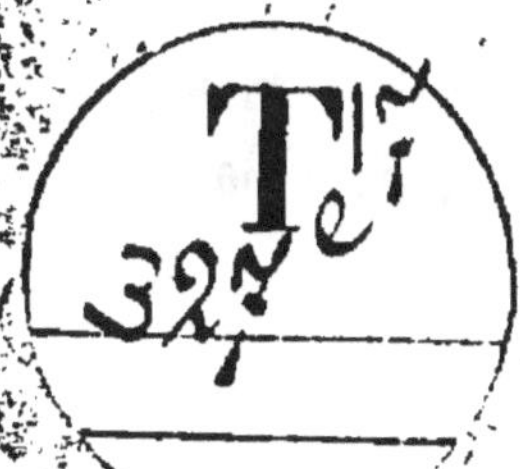

GUIDE PRATIQUE

DE

MÉDECINE DOSIMÉTRIQUE

GUIDE PRATIQUE

DE

MÉDECINE

DOSIMÉTRIQUE

PAR LE

Docteur **BURGGRAEVE**

AUTEUR

DE CETTE MÉTHODE DE TRAITEMENT

Professeur émérite de l'Université de Gand; Chirurgien principal
honoraire de l'Hôpital civil de la même ville;
Membre titulaire de l'Académie de médecine de Belgique;
Membre honoraire de la Société des médecins russes à Saint Pétersbourg;
Membre correspondant de la Société de chirurgie de Moscou;
de la Société nationale de chirurgie de Paris; de l'Académie royale
de médecine de Madrid;
Membre associé de l'Académie des sciences de Lisbonne;
Membre correspondant de la Société des sciences médicales de la même Ville;
Membre de l'Académie impériale de médecine
de Rio-de-Janeiro (Brésil), etc.

PRIX : 1 FRANC

PARIS

Georges CARRÉ, Éditeur, rue Racine, 3

et à la

PHARMACIE UNIVERSELLE DOSIMÉTRIQUE BURGGRAEVIENNE

Numa CHANTEAUD & Cie

Place des Vosges, 21

1895

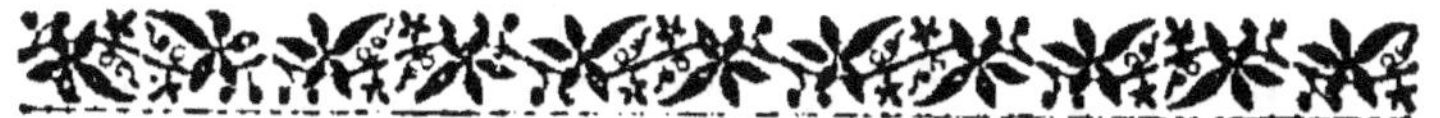

AVANT PROPOS

RIEN ne fait mieux ressortir la nécessité d'une réforme thérapeutique, à l'époque où nous l'avons réali.. e, que la lecture du *Nouveau formulaire magistral* de Bouchardat, livre classique, s'il en est. On y verra quelle confiance le Nestor de la pharmacie a lui-même dans les drogues de la polypharmacie.

« J'ai eu deux phases dans ma vie thérapeutique : j'ai consacré une partie de ma jeunesse à la thérapeutique pharmaceutique, et mon âge mûr aux recherches originales de thérapeutique hygiénique. En avançant dans la vie les jeunes médecins verront comme moi, que la pharmaceutique ne tient pas toutes ses promesses, et ils reviendront bien souvent à l'emploi sagement dirigé des modificateurs hygiéniques... »

« Est-ce aux *drogues* que je demande aujourd'hui la guérison de la glycosurie? Combien leur intervention est douteuse et *souvent nuisible!*

Toujours, au contraire, une alimentation sagement dirigée, suivant les individualités morbides, un exercice de tous les jours, suffisant pour amener la destruction du sucre, conduisent à des résultats heureux. Quand il n'existe pas encore d'irrémédiables complications, tous les glycosuriques qui ont de la volonté, de l'intelligence, de la persévérance, guérissent sans médicaments et avec la seule puissance des moyens hygiéniques. »

Nous répondrons à cela que c'est précisément parce qu'il y a maladie que les moyens hygiéniques ne suffisent pas. Les médicaments sont à l'homme malade ce que les aliments sont à l'homme sain. Il faut rétablir le rythme normal des fonctions, pour que celles-ci puissent produire leurs résultats physiologiques.

Il faut donc avant tout des modificateurs vitaux, principalement les alcaloïdes, qui sont en quelque sorte la pierre de touche de l'économie vivante.

Il n'y a pas une seule maladie qui n'exige l'emploi de ces moyens.

Nous exceptons les simples indispositions provenant d'un excès de régime, qui se dissipent par la diète (encore est-il bon de nettoyer l'étable d'Augias par le Sedlitz Numa Chanteaud).

Nos prédécesseurs étaient grands partisans des évacuants ; et Molière a eu raison de s'en moquer, de même que son compatriote Le Sage (qui porte si bien son nom). Il était ridicule, en effet, d'avoir toujours la même formule : « *Saignare, purgare,* et... »

Bouchardat vante l'expectation, et il appelle Littré à son aide.

> « ..... On ne s'attendait guère
> A voir Littré dans cette affaire. »

« On donne en médecine — dit le grand lexicographe — le nom d'*expectation* à des règles de conduite qui consistent à abandonner le malade aux seules ressources de la nature, sans intervenir dans le cours de l'affection par une médication active, et en se bornant à éloigner les agents et les circonstances nuisibles. » (*Dict.*)

Ne peut-on dire que c'est la négation de l'art ? Il est vrai que Bouchardat vante aussi l'hygiène *thérapeutique* (qu'on remarque la contradiction entre ces deux mots).

« L'hygiène, bien entendue, est la médecine des hommes bien portants. » (Est-ce bien *médecine* qu'il faut dire ? Alors il n'y aurait plus que des malades.)

« Les moyens hygiéniques prudemment dirigés sont plus nécessaires au malade qu'à l'homme sain. A l'aide des seuls secours de l'hygiène et *sans l'emploi des médicaments* la plupart des maladies aiguës peuvent se terminer favorablement; sans leurs concours les médicaments les mieux indiqués seraient toujours insuffisants. » (Chomel.) — Fort bien! mais encore faut-il des médicaments : pourquoi alors cette contradiction entre la première partie de la proposition et la seconde?

« La thérapeutique hygiénique est la base nécessaire de l'art. Ses moyens n'éblouissent pas le vulgaire — il est vrai — mais le praticien consciencieux qui en sent toute l'importance, doit approfondir cette profonde étude. » (Regnier : *Pathologie médicale.*)

Quelle étude? Celle du rien faire? Car enfin l'art — c'est-à dire le médecin — ne fait rien pour amener le résultat désiré. Et si la nature y arrive quelquefois, combien plus souvent elle échoue!

Il est vrai que Bouchardat fait une distinction entre l'*hygiène thérapeutique* et la *gymnastique thérapeutique*, c'est-à-dire entre les malades alités et les malades non alités. Sans doute aux premiers il faut une bonne *diététique* — et c'est presque exclusivement par là qu'Hippocrate traitait les maladies aiguës. C'est ce que Bouchardat nous dit : « L'incomparable mérite de la médecine grecque c'est d'avoir judicieusement employé les ressources de la diététique. Ce sont les armes que maniait presque exclusivement Hippocrate et les pythagoriciens, etc. Il faut arriver à Galien pour voir naître, parmi les grands observateurs de la médecine, la foi dans les médicaments composés. Les médecins grecs en employaient très peu et d'une si grande innocuité, qu'ils pouvaient passer pour des modificateurs hygiéniques. Beaucoup de médecins de cette École ne prescrivaient que les médicaments à l'extérieur ; les successeurs de Galien compliquèrent la thérapeutique d'une foule de préparations dans lesquelles les *drogues* les plus diverses se trouvaient associées, beaucoup plus par des idées théoriques que par une saine observation. Pendant des siècles on attacha plus d'importance à ces médicaments qu'à la thérapeutique hygiénique, dont l'étude fut à peu près délaissée.

« Au commencement du XVI⁶ siècle, Paracelse réagit avec une grande vigueur contre cette polypharmacie, encombrée de tant d'élémens ridicules. Il introduisit dans la thérapeutique ou consacra l'usage de préparations de mercure, de fer, de plomb. Il dégagea plusieurs médicaments importants de diverses associations. Il défendit avec autant de vérité que de talent la théorie des spécifiques. Ces nouveautés éloignèrent plus complètement de tout ce qui se rapportait aux études des modificateurs hygiéniques. »

C'est fort bien : mais pourquoi alors ces innombrables formules qui encombrent encore aujourd'hui nos formulaires dits *magistraux?* — *Codex dixit :* c'est-à-dire que le médecin n'est plus qu'une machine à recettes.

C'est ce qui a fait dire au docteur Marcus Herz :
« Nos prescriptions sont toujours composées,

jamais simples et pures ; nos expériences par rapport à l'effet de chacune des substances y comprises, ne peuvent donc être exactes. » (*Journal de Hufeland*, t. II, page 34.)

Et renchérissant sur ce thème, le professeur Hope dit : « La manière actuelle d'écrire une ordonnance est en parfaite harmonie avec le mode de traitement *machinal et de fabrique*. Il y a des médecins qui commencent une ordonnance sans savoir ou du moins sans savoir au juste ce qu'ils vont y mettre. » (*La liberté de disp.*, page 92.)

Voilà pourquoi nous avons jugé utile de publier ce *Guide de médecine dosimétrique*. Les praticiens n'ayant plus à se farcir la tête de vaines formules, s'occuperont davantage de pharmacodynamie. Ils voudront s'assurer de la manière d'agir des médicaments qu'ils employent.

C'est la voie dans laquelle était entré le père de l'homœopathie ; et s'il avait su se garder des excentricités des doses infinitésimales, il aurait eu la gloire d'attacher son nom à la réforme de la thérapeutique. La loi des *similia similibus* fut déduite des excès de la polypharmacie. Voyant certains médicaments, à dose massive ou toxique, produire des troubles, soit généraux, soit locaux : comme le quinquina une fièvre gastrique, à forme périodique ou intermittente ; la belladone une éruption scarlatiniforme ; l'arsenic l'œdème et l'emphysème pulmonaire ; le mercure la salivation, etc., il considéra ces manifestations comme des maladies artificielles ou homœopathicités, au moyen desquelles il prétendit guérir des maladies semblables et naturelles. Mais craignant le *mal du remède*, il réduisit ce dernier à un état de division telle qu'il ne pût nuire, et, l'imagination des croyants aidant, il tomba en plein dans le domaine des mythes. Voilà comment est née cette secte qui jeta l'incertitude sur la médecine, mais qu'une portion notable du public accepta cependant pour n'avoir pas affaire aux allopathes et leurs médecines noires. Car là est le secret de la vogue que l'homœopathie obtint à une certaine époque. Et cependant les allopathes se sont tournés contre la dosimétrie parce qu'avec elle aussi vient la destruction des doses massives, « ces décharges à mitraille — comme a dit le professeur Forget — dont quelques éclats pourront par hasard atteindre l'ennemi, c'est-à-dire la maladie » (mais le plus souvent le malade). (*Principes de thérapeutique générale et spéciale.*)

L'École aurait dû accepter la dosimétrie avec reconnaissance; mais elle est avant tout autoritaire : « Périsse l'humanité plutôt que le principe. » Elle sent où le bât blesse, mais comme ce n'est pas elle qui le porte et qu'elle l'impose, au contraire, à d'autres, elle n'entend pas l'alléger, prétendant que le diplôme — comme le pavillon — couvre la marchandise. — Malheureusement ce

sont les pauvres malades qui en subissent la conséquence. Jamais le cadre nosologique n'a été plus
riche qu'aujourd'hui, parce que le *rien faire* des
uns, le *trop faire* des autres, y ajoute chaque jour
de nouvelles lésions. Il est vrai que la science du
diagnostic s'est étendue dans la même proportion :
elle scrute à fond les organes et sait reconnaître la
maladie matérielle à un centimètre près; mais
quant aux troubles vitaux, à ce qui constitue le
véritable danger pour le malade — elle ne s'en
occupe guère. Que disons-nous? La fièvre est
presque considérée comme un mal nécessaire; il
ne lui manqua plus que — comme chez les anciens
— d'avoir ses autels : *Febris diva.*

Voilà les motifs qui nous ont jeté en pleine
révolte contre l'École. Pendant cinquante ans nous
y avons appartenu et avons pu, par conséquent,
juger de ses errements ou plutôt de ses erreurs; et
nous n'avons pas reculé devant ses anathèmes.
Mais, comme il n'y a plus aujourd'hui ni inquisi-
tion ni inquisiteurs, notre mérite n'est pas grand
et notre courage a été facile. D'ailleurs nous avons
trouvé tant de sympathiques appuis parmi les
praticiens (surtout ceux de la campagne, qui
cherchent avant tout la guérison de leurs malades,
sans aspirer à aucune renommée personnelle) que
notre tâche est devenue agréable. Il y a bien, çà et
là, des grincheux, qui vont murmurant tout bas,
mais nous ne nous en embarrassons guère. Au con-

traire, c'est pour nous une notoriété de plus, car on ne critique que ce qui en vaut la peine. Nous déclarons donc à nos adversaires que nous continuerons notre chemin, quitte à eux à nous rejoindre, s'ils le peuvent.

Peut-être que le *Guide de médecine dosimétrique* leur en inspirera l'idée — comme il leur en donnera le moyen.

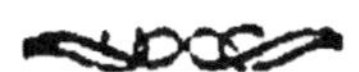

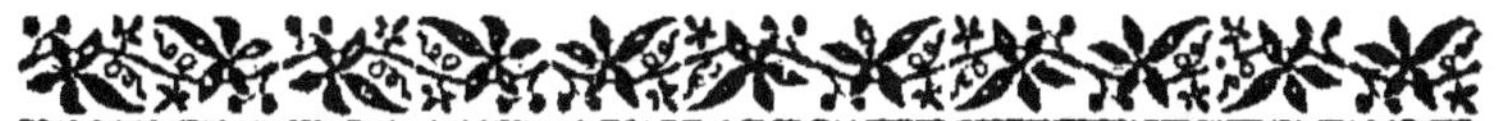

LOIS

FONDAMENTALES DE LA DOSIMÉTRIE

ES lois fondamentales de la dosimétrie sont fort simples; elles se résument dans le *cito, tuto* et *jucunde* de Celse.

C'est-à-dire que grâce à elles, on traite les malades *sûrement, rapidement* et *commodément.*

Ce triple avantage est dû à l'emploi des principes simples : alcaloïdes, sels, etc.

Il ne faut donc plus de manipulations pharmaceutiques longues et dispendieuses. Le médecin de campagne comme le philosophe de l'antiquité, Bias, peut dire : *Omnia mecum porto.*

C'est-à-dire que, comme le vrai soldat, il est toujours armé, prêt à combattre la maladie.

Les médicaments dosimétriques réalisent le vœu du célèbre médecin Sydenham : celui d'une pharmacie portative.

Les lois de la dosimétrie se résument donc dans une question d'opportunité. Une maladie pour être attaquée n'a même pas besoin d'être reconnue. Le médecin s'attache avant tout aux symptômes, c'est-à-dire aux souffrances du malade, et prévient ainsi, dans la plupart des cas, les lésions organiques, qui sont pour lui un échec et un désespoir, et il voit ainsi augmenter la confiance des familles en son talent.

La médecine dosimétrique est démocratique dans le sens absolu du mot, puisque, avec elle et grâce à elle, il n'y a plus ce qu'on est convenu de nommer des princes de la science, c'est-à-dire des hommes qui en savent plus long que les autres (et souvent moins).

Tous sont égaux devant la maladie, puisque tous ont les mêmes moyens d'action.

Est-ce à dire que la dosimétrie supprime la science? Nullement ; elle l'égalise.

Un diagnostic positif est toujours désirable; mais comme a dit Hippocrate : *Ars longa, vita brevis, experientia fallax.*

Avec la dosimétrie toutes ces difficultés disparaissent, l'art va droit au but, sans aucun retard ni danger, puisqu'il agit avec des armes certaines.

En médecine ordinaire on fait souvent de l'expectation parce qu'on a peur de nuire : *Primo non nocere,* comme a dit le père de la médecine.

Mais cela est vrai avec les médicaments grossiers de l'allopathie et nullement avec les moyens précis de la dosimétrie.

Nous supposerons une pyrexie aiguë, sans encore localisation de symptômes, c'est-à-dire, sans qu'un diagnostic soit encore possible.

Que fait souvent le médecin? Il attend et se borne à quelques moyens diététiques généraux. Mais au bout de quelques heures, c'est-à-dire l'intervalle de la première visite à la deuxième, le danger existe et il peut être trop tard pour agir. Ainsi des symptômes cérébraux, thoraciques, abdominaux se sont déclarés; la maladie a pris la forme d'une méningite, d'une cardite, d'une pneumonie, d'une gastro-entérite, etc., et on est obligé de la suivre dans toutes ses phases, si tant est que le malade n'échappe au médecin.

Avec la dosimétrie on ne perd point un instant, une minute. Le médecin averti (si c'est à la campagne) accourt avec sa pharmacie de poche; il constate l'état général et agit aussitôt en conséquence.

Le plus souvent les voies digestives sont dérangées, car c'est par là que la plupart des pyrexies s'annoncent. Vite, il ordonne un lavage intestinal avec le Sedlitz Numa Chanteaud, qui se trouve actuellement presque dans toutes les familles; puis, l'effet obtenu, il ordonne ou laisse entre les mains du garde-malade des granules fébrifuges ou défervescents : strychnine, quinine, aconitine, vératrine, digitaline, hyosciamine, etc., et indique la manière de les administrer, ce qui est toujours facile : un ou deux granules tous les quarts d'heure, toutes les demi-heures, selon que le temps presse, avec recommandation de ralentir à mesure que la fièvre baisse.

Grâce à cette médication *opportune*, le lendemain le médecin trouve son malade sans fièvre, ou à peu près. Il y a donc sécurité entière.

Si c'est une fièvre éruptive : variole, rougeole, scarlatine, etc., l'éruption se fait d'une manière bénigne et il n'y a rien à craindre du côté des complications.

Si c'est une fièvre typhoïde, la marche sera plus lente, quoique le plus souvent elle ne dépassera pas le premier septenaire.

Si c'est une inflammation : méningite, pneumonie, cardite, etc., tout danger aura disparu, puisqu'on aura empêché la maladie d'entrer dans sa période organique.

La jugulation des maladies aiguës est donc chose facile en s'y prenant à temps.

La première loi de la médecine dosimétrique est donc celle du temps.

« *Aux maladies aiguës un traitement aigu ; aux maladies chroniques un traitement chronique.* »

C'est-à-dire que plus une maladie marche rapidement, plus rapide doit être la médication.

Et on n'a rien à craindre dans ces cas, puisque la fièvre constitue une résistance aux remèdes; il faut donc pousser ces derniers jusqu'aux dernières limites de leur action, c'est-à-dire jusqu'à ce que la maladie cède.

Supposons un rhumatisme aigu, toujours si dangereux à cause des complications cardiaques : on donnera la vératrine et la digitaline, tous les quarts d'heure un granule de chaque, et on ralentira à mesure que la détente se fait, ce qu'il sera facile de reconnaître au soulagement du malade, à la moiteur de la peau, à la diurèse plus ou moins abondante, et à un abaissement notable de la température animale, qu'au besoin on constatera par le thermomètre, mais qui est appréciable au simple toucher.

L'accès aigu étant passé, il faut s'attendre à un nouvel accès ; mais celui-ci sera rémittent ou intermittent et il sera toujours facile de le combattre par quelques granules d'hydro ferro-cyanate ou d'arséniate de quinine : dix à douze granules dans la journée; pour reprendre de nouveau avec la vératrine et la digitaline, si la fièvre reprend une forme continue.

Tous les matins on aura soin de procéder au lavage intestinal par le Sedlitz.

Il est rare que la maladie dure plus de trois ou quatre jours.

D'ordinaire les urines sont fortement uratées ; on

donnera dans ce cas quelques granules de benzoate de lithine, avec une boisson légèrement diurétique, la bourrache, par exemple. Cependant on aura soin de ne pas saturer le malade d'eau, comme on le fait ordinairement, sous prétexte de le rafraîchir. Il faut que le rafraîchissement du corps soit le fait du rétablissement de l'état physiologique.

Admettons une fièvre typhoïde au début. D'ordinaire il y a dérangement gastrique, auquel on remédiera par le lavage intestinal au Sedlitz. Il y a une grande prostration nerveuse, avec mal de tête et des reins, qui indique l'emploi de l'arséniate de strychnine et de l'arséniate de caféine, quelquefois de la digitaline : un granule de chaque (à la fois) jusqu'à ce que ces symptômes aient disparu. Puis la fièvre se développant, on la combattra par l'aconitine, la vératrine, l'hydro-ferro-cyanate de quinine, selon la forme continue ou remittente. Comme il faut quelques jours pour que la pyrexie cesse, on espacera les granules en conséquence : par exemple un ou deux granules toutes les heures, de manière à maintenir la fièvre dans un état modéré (38 à 39° c.). Tous les matins, Sedlitz. Il est rare qu'au bout de quatre à cinq jours, quelquefois sept, la fièvre ne se résolve naturellement; et il n'y a presque pas de convalescence, tandis que lorsqu'on abandonne la fièvre à elle-même, il y a à craindre une entérite granuleuse qui rend la marche de la maladie fort longue et très incertaine.

Nous supposons une pneumonie aiguë, d'emblée, sans cause catarrhale. La maladie a débuté par un fort frisson, et aussitôt la poitrine s'est comme remplie . il y a des bouillonnements, avec une toux d'abord sèche, puis avec expectoration striée de sang ; le pouls est tantôt petit, tantôt fort (selon la constitution), les poumons s'engouent et se paralysent ; à l'auscultation les bruits respiratoires s'effacent ; il n'y a pas encore de râles, etc. ; la peau est sèche, mordicante ; les sécrétions sont suspendues ou diminuées, notamment les urines. Une petite saignée peut être utile et même nécessaire, afin de dégager la respiration, ou donner de l'air au poumon. Mais immédiatement après il est nécessaire de recourir à la strychnine, à l'aconitine, à la vératrine, à la digitaline, tous les quarts d'heure un granule, soit simultanément, soit successivement, selon que le cas est plus ou moins pressant. Un large sinapisme sur la poitrine sera très utile afin d'attirer le sang à l'extérieur. Si le malade est constipé, ce qui est d'ordinaire, on lui donnera une cuillerée à potage de Sedlitz Numa Chanteaud, dans de la tisane, suspendant les alcaloïdes pour les reprendre immédiatement après l'effet.

Avec ce traitement, aussi rationnel qu'énergique, on peut être presque certain de juguler la pneumonie. Que si on a été appelé dans la deuxième période de la maladie, on l'empêchera, par les mêmes moyens, de s'étendre, et on favorisera l'expectoration par l'émétine, la scillitine, et même, au besoin, le sulfure de calcium, pour peu qu'il y ait un germe diphtérique, comme il arrive dans certaines épidémies. Ici surtout il faudra faire attention à la marche erratique de la fièvre, afin de donner à temps la quinine (arséniate ou hydro-ferro-cyanate).

Puisque nous venons de prononcer le mot *diphtérie*, arrêtons-nous un instant à ces terribles affections exsudatives et par conséquent obstruantes de leur nature.

Le plus souvent il s'agit d'épidémies, c'est-à-dire de transmission de la maladie par l'air. Il y a donc des germes parasitaires qu'il faut combattre par le sulfure de calcium, à la moindre irritation des premières voies. La forme est d'abord catarrhale, mais bientôt le mucus s'épaissit et se convertit en fausse membrane. L'émétine est indiquée dans ce cas, en même temps qu'on badigeonnera la gorge avec du jus de citron dilué, de préférence aux caustiques minéraux. Au besoin on peut recourir au tannin, si les fausses membranes prennent une trop grande extension.

Mais à cela ne se bornera pas le traitement : il faut combattre activement la fièvre et prévenir les paralysies diphtériques par les alcaloïdes, tels que la strychnine, l'aconitine, la vératrine (dans sa marche continue), un granule de chaque toutes les demi-heures, en alternant avec le sulfure de calcium ; puis par l'arséniate ou l'hydro-ferro-cyanate de quinine quand les accès seront bien caractérisés ou devenus erratiques.

Tel est le traitement de l'angine couenneuse qui a si bien réussi au docteur Fontaine, de Bar-sur-Seine (Aube).

Le croup par extension exige le même traitement.

Quant au croup d'emblée, on sait qu'il est rare. On devra alors recourir à la trachéotomie avant que la prostration nerveuse soit arrivée au dernier degré, et badigeonner la muqueuse trachéale au jus de citron. Aux grands maux les grands remèdes. Il est indigne d'un médecin de laisser périr ses malades sans leur porter secours quand il le peut.

On voit par ces exemples — que nous pourrions étendre à toutes les maladies aiguës — que la première loi de la dosimétrie est toujours d'agir promptement et sûrement : *Cito* et *tuto*.

Dans les maladies chroniques, le médecin a le temps devant lui, puisque une maladie qui s'est établie lentement ne peut s'en aller que de même. Cependant, ici encore, il faut agir par des moyens bien appropriés et non s'en tenir à une médication banale, comme par acquit de conscience. Il ne faut pas désespérer de la réussite, quelque long que soit le traitement. C'est souvent parce que le médecin dit : « Il n'y a rien à faire », qu'il neutralise ses moyen d'action.

Supposons la tuberculose pulmonaire. Ici il y a, comme on dit, un *corpus mortuum* : le tubercule. Mais si on ne peut en empêcher l'évolution, il n'est pas dit qu'on ne puisse empêcher sa pullulation — comme la mauvaise herbe dans un champ. Sans doute le traitement sera long, mais est-ce une raison de ne pas le tenter ?

La phtisie tuberculeuse se rattache toujours, soit à une faiblesse, soit à un vice du sang. C'est donc sur ce dernier qu'il faut agir avant tout. Pour cela on a les arséniates sous toutes les formes : de strychnine, quand il y a faiblesse constitutionnelle ou acquise; de fer, quand il y a chloro-anémie; de soude, de potasse, d'antimoine, contre l'état strumeux. — Ces moyens doivent être employés longuement. Une dizaine de granules par jour suffisent d'ordinaire. On les combinera avec l'alimentation, dans un régime lacté. C'est ainsi que les eaux minérales arséniquées sont si utiles, parce qu'elles agissent dosimétriquement.

Toutefois ce traitement a besoin d'être bien surveillé, parce que souvent il survient des poussées congestives qui peuvent dégénérer en inflammations, notamment des premières voies. On combattra cette tendance par l'aconitine, la vératrine, en même temps qu'on facilitera l'expec-

toration par le sulfure de calcium et l'iodoforme.
La toux sera calmée instantanément en faisant
grignoter au malade un ou deux granules de
codéine, la salive étant le meilleur des adjuvants et
valant toutes les potions du monde.

Tel est le traitement dont le médecin pourra
espérer d'heureux résultats, s'il l'institue avec
persévérance; et il le pourra d'autant plus que le
malade aura plus de confiance en lui. Il ne se
posera pas en guérisseur, mais en véritable praticien.

Disons un mot des maladies du cœur, les plus
fréquentes de toutes parce que ce sont autant les
causes morales que les causes physiques qui les
produisent. Au début, c'est une névrose ou du
moins considérée comme telle, même par des
médecins en renom. Quelquefois c'est le médecin
lui-même qui en est porteur et qui cherche à se
donner le change sur son mal, comme l'autruche
du désert cache la tête sous son aile pour ne pas
être vue de son ennemi.

Voici ce que nous écrivait un confrère, au début
de la méthode dosimétrique :

Paris, 18 avril 1877.

Monsieur et très honoré confrère,

J'ai reçu une lettre de vous sur votre nouvelle méthode
thérapeutique et votre *Guide de médecine dosimétrique*, et
voulant essayer sa valeur, ne trouvant jusqu'à présent aucun
soulagement par les moyens ordinaires, c'est moi même qui

vais vous demander votre avis sur le traitement que vous croirez devoir me conseiller.

J'avais depuis longtemps une légère hypertrophie du cœur, qui n'a jamais, même à présent, été accompagnée d'altération des valvules. Cette affection ne me gênait nullement pour exercer mon état, faire mes visites à l'hôpital et affronter toutes les fatigues d'une assez nombreuse clientèle, lorsque, il y a un an, revenant à Paris après avoir moralement bien souffert des épouvantables désastres qui ont ravagé mon pays, j'ai été pris de petits accès d'essoufflement, qui me surprenaient le matin au lit, durant quinze à vingt minutes, me forçaient à me mettre sur mon séant, et cédaient assez bien à un sinapisme appliqué sur la région du cœur ou sur le creux sternal; peu à peu, et presque insensiblement, survenait un peu d'anhélation pendant la marche et l'ascension d'un escalier. Je me consultai avec mon confrère B..., mon collègue à la Charité, et il fut résolu que je prendrais de l'eau de laurier cerise et des lavements au camphre et à la valériane. Nous considérions cette affection, à son début, comme une névrose du cœur. Les symptômes ne furent point enrayés; j'avais des alternatives de bien-être pendant quelques jours; puis tout revenait comme par le passé. Pendant cet été, j'eus deux ou trois accès d'oppression qui me forçaient à me lever, et, en même temps, la marche et l'ascension des escaliers, nécessitées par mon état de médecin, devenaient de plus en plus pénibles chaque jour. En effet, quand je marchais, je ressentais comme une constriction, un poids vers la région sternale ou précordiale, mais sans aucun retentissement vers le bras ou l'épaule gauche. Je continuai comme traitement la prise des lavements au camphre et à la valériane, qui me soulageaient, mais momentanément. Vers cette époque je pris aussi des granules de digitaline et des granules du docteur Papillaud, d'arséniate d'antimoine. Ainsi se passa mon été. Je revins à Paris le 13 novembre, et avec B..., je vis mon collègue P..., qui jugea aussi que mon état était une névrose du cœur, approuva tout ce qui avait été fait, et proposa des lavements à l'assa-fœtida. J'en pris une vingtaine mais sans aucun avantage marqué. A ce moment mes collègues m'examinèrent avec le plus grand soin, trouvèrent une légère hypertrophie (celle que j'avais depuis vingt ans, et qui avait été pendant ce long laps de temps enrayée par un médicament que j'avais découvert pour le cœur : la décoction de café vert). Ils ne trouvèrent absolument rien aux valvules; la respiration était ample et complète dans tout le poumon; mais ce qui les frappa, ce fut une assez forte distension de l'estomac par les gaz, de telle sorte que cet organe soulevant le diaphragme, venait encore ajouter à l'essoufflement que j'éprouvais. Depuis mon retour à Paris, j'ai eu encore une fois un accès d'étouffement, à la suite d'une émotion morale, mais depuis, les accès ont complètement disparu.

Voici mon état actuel : Teint bon et rosé, lèvres d'un rose vif, bon appétit, que je suis obligé de modérer, à dîner surtout, car alors, si je mange un peu trop, les gaz soulèvent l'estomac, et j'ai de l'oppression pendant environ une heure, jusqu'à ce que les gaz soient sortis. Dans l'état de repos aucun essoufflement; lorsque je prends une grande et complète inspiration, légère constriction dans la cage osseuse, mais surtout à gauche, quelquefois aussi en arrière; mais ces douleurs sont fugaces. Dans le lit, le décubitus sur le dos est assez pénible, sur le côté droit fort facile, mais plus encore sur le côté gauche. La marche dans l'appartement est assez facile et sans oppression; dans la rue, dès qu'il faut un peu monter marche très pénible, oppression, compression de la poitrine, comme si un poids énorme venait peser dessus. Ces symptômes sont encore plus marqués lorsque l'estomac est plein, puisque à l'affection dominante vient se joindre le gonflement de l'estomac par les gaz; et, chose encore fort singulière, c'est qu'après mon déjeûner, presque aussi copieux que mon dîner, je n'étouffe pas, tandis qu'après mon dîner ce symptôme est presque inévitable.

Qu'est-ce que cette affection ? Après trente-six années de service dans les hôpitaux et quarante années d'exercice dans Paris, je n'en ai rencontré de semblable. P... et B... l'appellent *asthme cardiaque*. Est-ce, en effet, une perturbation dans les plexus qui servent à la respiration et à la circulation ? Est-ce une affection du pneumogastrique ? Une circonstance bien bizarre et que j'avais oublié de vous signaler, c'est qu'avant d'éprouver les symptômes de ma maladie actuelle, j'avais depuis cinq à six ans de très fréquentes intermittences du pouls, sans que ce symptôme apportât le moindre trouble dans ma vie active; et depuis ma maladie actuelle, ces intermittences ont presque entièrement disparu. Je serai bien heureux, monsieur et honoré confrère, d'avoir votre avis sur cette bizarre et cruelle affection, et si dans votre nouvel arsenal thérapeutique vous n'avez pas traitement à me proposer. Baron PELLETAN.

On voit bien là le médecin qui cherche à se faire illusion sur sa maladie, car sans doute sur tout autre que sur lui-même il n'eut pas hésité à reconnaître une maladie organique du cœur et non une simple névrose. Cependant, au début, la maladie est névrosique. J'ai moi-même par moments la *boule cardiaque*, c'est-à-dire que je sens mon cœur se resserrer, puis se dilater, avec une légère oppression. Je sais que c'est le cœur qui est atteint — comme le dit le docteur Pelletan — d'une hypertrophie legère, mais je maintiens cet état morbide dans des bornes compatibles avec la santé générale, en prenant de la digitaline, de l'aconitine et de l'arséniate de strychnine, deux ou trois granules de chaque le soir en me couchant. Le docteur P...

a pris aussi de la digitaline et de l'arséniate d'antimoine, mais il n'a pas persévéré, pour revenir aux
antispasmodiques, qui n'ont fait qu'aggraver son
état.

On peut faire ainsi une comparaison entre la
médecine allopathique et la médecine dosimétrique. C'est que la première est purement empirique, tandis que la deuxième s'attaque à la fois
aux causes et aux effets. C'est ce que nous avons
nommé la *dominante* et la *variante* du traitement.
Ainsi pour rester dans le cadre des affections
chroniques du cœur, celles-ci peuvent être dues à
des causes fort diverses, le plus souvent un rhumatisme; c'est alors que conviennent comme
dominante, les arséniates, les salicylates, notamment d'antimoine, de soude, parce que dans le
rhumatisme il y a toujours un état acide. La
variante se composera des calmants spéciaux, tels
que l'aconitine, la digitaline, la strychnine, afin de
retarder le gonflement du cœur et l'*asthme cardiaque* qui en est la conséquence.

Ce que nous venons de dire des maladies chroniques du cœur peut s'appliquer à la plupart des
maladies humorales ou diathésiques. Ainsi la
goutte sera favorablement modifiée par la colchicine et les benzoates, en rendant les urines à leur
état normal (voir le Formulaire).

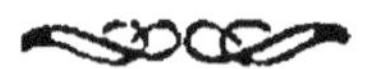

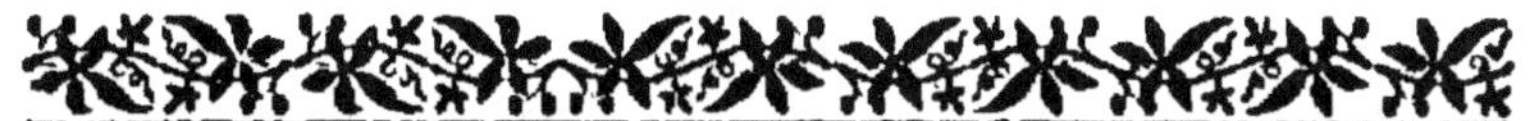

DES

MÉDICAMENTS DOSIMÉTRIQUES.

EN médecine, comme en chirurgie, ce qui est nécessaire avant tout c'est le *tuto, cito* et *jucunde* de Celse.

Tuto. — Il faut que le remède ne puisse nuire en aucun cas. *Primo non nocere*, comme a dit le père de la médecine. En un mot, que le remède ne soit pire que le mal.

On a prétendu qu'il y a du danger à se servir des *alcaloïdes*, qu'on présente comme des poisons. C'est une profonde erreur : le danger est dans les médicaments composés. Ainsi avec le sirop diacode (si bénin en apparence) on peut provoquer des convulsions chez les enfants et même occasionner leur mort. Il en est de même des solanées ou plantes vireuses, telles que la jusquiame, la belladone, le datura stramonium, parce que ces plantes renferment des principes toxiques qui ne nous sont pas complètement connus, tandis que nous connaissons fort bien l'action de l'hyosciamine, de l'atropine, de la daturine. La digitale sauvage, administrée en poudre ou en infusion, peut anéantir l'action du cœur et produire une mort instantanée, comme il y a des exemples. Cela ne s'est jamais vu avec la digitaline. — Voir les nombreux articles du *Répertoire de médecine dosimétrique* (1).

Cito. — Les médicaments dosimétriques se composant des principes immédiats des substances pharmaceutiques et étant complètement solubles, sont rapidement absorbés (en quinze ou vingt minutes); on peut donc les répéter à courts intervalles, ce qui est une nécessité dans les maladies aiguës, tandis qu'avec les préparations allopathiques ordinaires il faut y mettre un intervalle : une heure au moins *(omni horâ cochlear*, comme dit la formule).

Jucunde. — Les médicaments dosimétriques se donnant sous forme de granules, n'occasionnent aucun dégoût ni déboire au malade. Au contraire, il les prend avec plaisir, parce qu'il en obtient un soulagement immédiat. Il n'en est pas de même avec les potions, les électuaires, les apozèmes de la vieille pharmacie, qui rendent la médecine et particulièrement le médecin haïssables aux yeux des malades.

(1) Dans une séance de la Société de médecine de Paris, M. le professeur Peter a déclaré : « que la digitale est un médicament redoutable, dangereux »; M. Durosiez : « Chemin faisant j'ai été effrayé, en relevant mes observation, des effets toxiques de la digitale. »

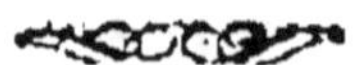

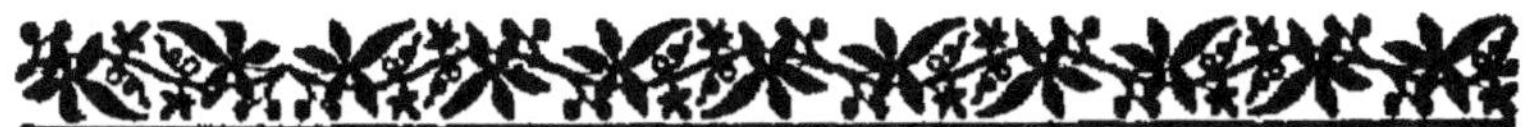

THÉRAPEUTIQUE DOSIMÉTRIQUE.

VEC les médicaments dosimétriques il n'y a ni *minima* ni *maxima*. Le dosage étant : un quart de milligramme, un demi-milligramme, un milligramme, un centigramme, selon la force des substances, on peut les rapprocher ou reculer à volonté. Cela dépendra de l'acuité de la maladie, ou selon la règle : « Aux maladies aiguës un traitement aigu, aux maladies chroniques un traitement chronique. »

Dans les pyrexies et les inflammations il faut pousser activement le remède, afin de soulager le malade le plus vite possible : un ou deux granules toutes les dix ou quinze minutes, toutes les demi-heures ou toutes les heures, jusqu'à effet physiologique. Nous disons *physiologique* et non *pathologique*, c'est-à-dire *sédation* et non *perturbation*.

C'est en quoi la médication dosimétrique se distingue de la médication allopathique. Nous ne parlons pas de la médication homœopathique parce que celle-ci est purement illusoire ou imaginaire. C'est le *Post hoc ergo propter hoc*, car il arrive que le mal cesse de lui-même.

Les médicaments dosimétriques agissent par pure *catalyse*; c'est-à-dire qu'ils provoquent des actions propres ou pharmacodynamiques sans y participer ni organiquement ni chimiquement. C'est une simple action de contact, une étincelle électro-vitale, si on veut.

C'est ainsi que, comme nous l'avons dit, ils servent au médecin de pierre de touche. En voici des exemples.

1er FAIT. — Soit une rétention d'urine sans cause mécanique : le malade fait de vains efforts d'uriner, il éprouve du ténesme au périnée, le mal est survenu lentement, par suite d'une prostatite, par exemple.

Que fait-on dans ce cas? On cherche à rétablir le cours de l'urine, on sonde, après préparation, c'est-à-dire le bain. Quelquefois on est assez heureux d'entrer d'emblée dans la vessie ; d'autres fois, après des tentatives prolongées; d'autres fois on échoue dans le cathétérisme et on est obligé de recourir à la paracentèse vésicale, soit hypogastrique, soit rectale.

Autrefois, avec des trois-quarts grossiers, cette opération présentait de grands dangers, au point d'être réputée mortelle ; avec l'aspirateur de Dieulafoy ce danger disparaît, mais n'en est pas moins une opération délicate. D'ailleurs avec le cathéter risme on n'a pas résolu le problème; c'est-à-dire qu'il faut recommencer l'opération chaque fois que la vessie est pleine. On ne sait pas à quoi tient la rétention d'urine : la sonde peut indiquer un rétrécissement du canal, mais ce rétrécissement n'a pas été un obstacle absolu, puisque peu avant, le malade pouvait encore émettre ses urines, lentement, incomplètement, mais assez pour se soulager. Il y a donc une cause vitale, quelquefois deux, c'est-à-dire le spasme du col et la subparalysie du corps de la vessie. C'est ce que nous apprendront les médicaments dosimétriques appropriés à l'état présent. En voici un exemple probant : Un individu est atteint de prostatite chronique, suite de blennorrhagies dans sa jeunesse. Petit à petit le jet des urines s'est rétréci et est devenu spiroïde. Depuis des mois déjà il est entre les mains d'un chirurgien spécialiste qui pratique la dilatation graduelle; mais chaque fois qu'on cesse pendant quelque temps l'introduction de la bougie, les urines coulent plus difficilement et même plus du tout. C'est dans un de ces moments urgents que je fus appelé. Après avoir interrogé et examiné le malade, je jugeai que le cas devait être complexe et qu'il y avait inopportunité de recourir à la sonde. Je le fis mettre au bain de siège et lui ordonnai la cicutine et l'hyosciamine, comme calmants du ténesme vésical, un granule de chaque toutes les demi-heures, jusqu'à effet. Celui-ci eut lieu au bout de deux heures, mais le malade s'aperçut alors qu'il ne pouvait plus retenir ses urines (ce qui lui était déjà arrivé, par la chaleur du lit). Je fis suspendre alors l'hyosciamine que je remplaçai par le sulfate de strychnine, et le cours des urines fut rétabli, sans qu'il fût nécessaire de recourir à la sonde (c'est-à-dire que le malade urinait comme avant : lentement, mais suffisamment chaque fois). Cet exemple fait voir que les médicaments dosimétriques ont une action propre ou pharmacodynamique que le médecin doit s'attacher à connaître, et qu'il convient même d'étudier sur lui-même, puisqu'il n'y a aucun danger. (Voir Pharmacodynamie dosimétrique.)

2ᵉ FAIT. — Un individu qui s'était couché bien portant la veille, se lève et, au déjeuner, s'aperçoit qu'il ne peut avaler : le bol alimentaire s'arrête vers le milieu du pharynx. On ne constate nulle tumeur ni engorgement. Son médecin croit cependant (vu l'âge du malade et sa profession d'ancien militaire) à une congestion imminente des centres nerveux, et fait appliquer des sangsues à l'anus. La dysphagie persiste toute la journée, de sorte qu'il s'apprêtait à introduire la sonde œsophagienne, malgré la répugnance du malade, quand l'idée lui vint de donner la strychnine et l'hyosciamine, l'ayant lu dans le *Répertoire*. Le succès dépassa son attente, puisque dès le surlendemain notre homme avalait comme d'ordinaire. (Dr Van Mullem.)

3° FAIT. — Un individu, en traitement à l'hôpital civil de Gand pour une affection saturnine, avec paralysie des extenseurs des deux avant-bras, constipation opiniâtre et tors intestinal, violentes crampes de l'estomac, se fait une hernie sur la ligne blanche de l'abdomen, au-dessus du nombril, dans un accès violent de vomissement. La tumeur s'étrangle et nécessite la kélotomie. Après l'opération, je fais administrer deux granules d'hyosciamine, toutes les demi-heures, dans une cuillerée à café d'huile de ricin, jusqu'à effet. Le lendemain, à ma visite, je constate qu'il n'y a pas eu de garde-robe. Je fais alors ajouter le sulfate de strychnine à l'hyosciamine. Au bout de trois quarts d'heure, la débâcle eut lieu.

Ici encore, on voit les médicaments dosimétriques servir de pierre de touche. Je n'avais d'abord pensé qu'au spasme intestinal, sans tenir compte de la sub-paralysie. En combinant les modificateurs de l'un et l'autre de ces deux états, j'ai obtenu le résultat désiré.

4° FAIT. — Un individu d'âge (72 ans) est amené dans notre service pour une hernie inguino-scrotale irréductible depuis trois jours. Tous les symptômes de la hernie engouée des vieillards

existent : face grippée, peau froide, pouls petit,
ventre ballonné, vomissements fécaloïdes, etc. Il
n'y a pas de signes extérieurs d'étranglement, car
l'anneau est large, mais la tumeur est énorme. Un
signe pathognomonique (un blépharo-spasme très
marqué et le resserrement des pupilles) me mit sur
la voie. Je diagnostiquai un étranglement spasmodique, résidant au delà de l'anneau, et fis
donner trois granules d'hyosciamine tous les
quarts d'heure. Je restai près du malade pour
surveiller l'effet du médicament : aussitôt que les
pupilles se dilatèrent la hernie rentra avec facilité
en laissant entendre un clair gargouillement. Ici
encore le médicament a servi de pierre de touche;
à quoi eussent servi des tentatives réitérées ou
prolongées de taxis, sinon à produire l'inflammation et même la gangrène de la hernie? Ce qui
prouve que le chirurgien, comme le médecin, doit
toujours être prudent et se fier plus à la nature
qu'à l'art.

5ᵉ FAIT. — Un jeune mousse espagnol (14 ans),
auquel j'ai été obligé d'amputer la cuisse, ensuite
d'un arrachement du genou par un câble qui s'est
cassé pendant la manœuvre, présente des symptômes nerveux; l'énorme dilatation des pupilles
me fait croire qu'il s'agit de vers; en conséquence,
je fais donner deux granules de santonine et un
granule de podophyllin (ensemble) dans une cuil-

lerée d'huile de ricin, toutes les heures. A la troisième prise, eut lieu l'expulsion d'une boule do vers lombrics. Dès ce moment l'enfant reprit sa tranquillité, il put manger et la cicatrisation du moignon suivit une marche régulière.

Ce fait m'en rappelle un autre, que j'ai pu constater pendant que j'étais interne à l'hôpital, c'est-à-dire il y a plus de soixante ans. On avait amené à la clinique un individu hydrophobe. Il n'y avait pas de morsure, de sorte que l'hydrophobie était essentielle. On donna tous les antispasmodiques possible, notamment la belladone. Malheureusement on ne songea pas à l'helminthiase. Les accès se succédèrent avec une violence telle qu'il y eut congestion cérébrale et que le malade mourut. A l'autopsie on trouva dans l'estomac une boule de vers lombrics, dont quelques-uns étaient remontés dans l'œsophage.

On voit par là que le médecin, quand il se trouve devant un cas extraordinaire, doit passer mentalement en revue toutes causes qui peuvent le produire, pour n'avoir pas après, d'inutiles regrets.

6ᵉ FAIT. — Une dame de 52 ans souffre depuis trois ans d'une névralgie de la cinquième paire (trijumeaux), dont les accès durent quelquefois trois jours de suite, sans trêve ni repos. Tous les moyens allopathiques ont été employés en vain. Je constate une hyperémie de la face, qui me fait

croire à une congestion du névrilème, et je donne
en conséquence l'aconitine et le bromhydrate de
morphine : un granule de chaque, toutes les demi-
heures, pendant les accès. Dès l'accès suivant il
y eut amélioration quant à la durée et à la douleur.
Je fis alors donner l'hydro-ferro-cyanate de quinine
durant l'apyrexie, deux granules toutes les demi-
heures. L'accès suivant fut très faible et le troisième presque nul, et la malade fut complètement
guérie.

7ᵉ FAIT. — Durant mes pérégrinations médicales pour répandre la méthode dosimétrique, me
trouvant à Bordeaux par les fortes chaleur de
juillet, je fus surpris par une pluie d'orage et,
comme on dit, mouillé jusqu'aux os ; c'était dans
la soirée. Je rentrai à l'hôtel et me couchai. Dans la
nuit, je me réveillai sous le poids d'un cauchemar ;
je sentais ma poitrine oppressée et le cœur battait
avec violence ; le pouls était très accéléré, mais
serré. J'étais sous l'imminence d'une cardite.
Comme j'ai toujours sur moi (en voyage surtout)
une pharmacie de poche, je pris, de quart d'heure
en quart d'heure, un granule d'aconitine et un granule d'hyosciamine, ayant soin de constater à la
montre les mouvements du cœur. Le pouls était à
120 au moment de la première prise ; successivement il descendit à 100, à 95 et à 90, et une abondante diaphorèse termina la crise. Le lendemain

j'étais bien, mais avec un embarras de tête que je dissipai au moyen du citrate de caféine, six granules d'heure en heure, ayant soin de les mâcher, afin de les mêler à la salive.

Ce cas mérite de fixer l'attention des praticiens. Il arrive souvent qu'ils hésitent à agir faute d'un diagnostic confirmé ; mais souvent alors il est trop tard ; tandis qu'en agissant dès les premiers symptômes, ils sont presque toujours sûrs de réussir. Les saints Thomas de la médecine, qui voudraient toujours mettre le doigt dans la plaie, prétendent qu'une maladie n'existe que matériellement. A ce compte on n'en guérirait aucune. Les médecins dosimètres ont plus de sens pratique, puisqu'ils agissent dès les premiers symptômes, comme un pilote habile fait carguer les voiles dès qu'un point noir annonce la tempête. La jugulation des maladies aiguës à leur début est donc un des faits les plus importants de la réforme médicale que les médecins dosimètres ont eu l'honneur d'établir. Avec elle, plus de lésions organiques ou anatomo-pathologiques, du moins dépendant de maladies susceptibles d'être jugulées. Quant aux maladies chroniques, le médecin n'est pas maître de choisir son terrain, puisque ces maladies lui sont présentées déjà faites. Cependant, même dans ce cas, il est possible d'arrêter les poussées inflammatoires qui rendent ces maladies galopantes ; comme dans la tuberculose pulmonaire, où les malades suc-

combent à des pleurésies et des pneumonies inter-
currentes.

8° FAIT. — Je suis appelé, au milieu de la nuit,
pour un malade pris d'un accès d'asthme aigu. Je
le trouve presque sans respiration, la face bleuie,
la peau couverte d'une sueur froide, le pouls intermittent ; en un mot, se sentant mourir. Le cas
pressait, en effet. J'avais sur moi une pharmacie de
poche, sans laquelle je ne sors jamais la nuit. Je
fis faire des frictions énergiques sur la poitrine,
appliquer des sinapismes aux jambes, et j'admi-
nistrai moi-même, tous les quarts d'heure, deux
granules de sulfate de strychnine et deux granules
d'hyosciamine, avec un peu de vin coupé. Grâce à
ces moyens, la respiration revint en peu de temps
à son rhythme normal. A la fin, je pratiquai une
petite saignée pour dégager complétement la poitrine.

Le lendemain j'ordonnai l'hydro-ferro-cyanate
de quinine, craignant le retour de l'accès.

Cette observation trace la ligne à suivre dans les
empoisonnements miasmatiques, tels que le choléra et les fièvres pernicieuses. Il est évident qu'il y
a asphyxie sanguine, ou extinction des globules
rouges du sang. La saignée dans ces cas peut être
mortelle.

Nous avons gardé le souvenir d'un malheur qui
nous arriva à l'époque où nous étions interne à

l'hôpital civil de Gand (en 1825). Une après-dîner, on vint nous appeler — un autre interne et moi — pour un individu habitant le long des prairies marécageuses qui à cette époque se trouvaient dans le voisinage de l'hôpital et qui ont été converties depuis en boulevard. Nous trouvâmes le malade sans connaissance, la respiration stertoreuse, la face bleue, le pouls lent et dur. C'était l'époque du système de Broussais : aussi nous n'hésitâmes pas à pratiquer une large saignée. Le malade revint à lui dans la soirée, et la crise se termina par une abondante sudation. Cela eut dû nous mettre sur la voie, mais nos idées broussaïstes l'emportèrent. Le lendemain un nouvel accès eut lieu qui emporta le malade. Cet accès avait été précédé de frisson, puis chaleur et sueur. C'était donc à une fièvre cérébrale apoplectiforme que nous avions eu affaire. C'est ce que nous fit remarquer le vieux médecin de la famille, feu le docteur Van Rottterdam.

Depuis cette époque nous avons été circonspect dans l'emploi de la saignée. On peut dire qu'à part des coups de sang ou hémorrhagies cérébrales, suivies immédiatement de paralysie locale ou partielle, la plupart des apoplexies procédant par accès sont dues à des fièvres larvées, dont la quinine a raison.

9e FAIT. — Notre petit-fils, établi à Londres,

fut pris, pendant que nous nous trouvions chez lui, d'une fièvre violente avec symptômes cardiaques inquiétants, suite d'un refroidissement. Après quatre pulsations du pouls, deux restaient en arrière, et le malade éprouvait une grande anxiété, comme s'il allait mourir. La face était grippée et pâle, la peau froide. Soupçonnant une fièvre larvée et vu l'imminence du danger, je fis prendre au malade, de quart d'heure en quart d'heure, deux granules d'arséniate de strychnine et deux granules d'hydro-ferro-cyanate de quinine, ensemble, dans une cuillerée de grog. Au bout d'une heure une abondante transpiration termina la crise. La strychnine et la quinine furent continuées pendant deux jours encore, par mesure de précaution.

Combien de cas pareils deviennent mortels faute d'avoir été diagnostiqués comme ils auraient dû l'être !

10e FAIT. — La jeune femme de notre petit-fils susdit, arrivée au cinquième mois de sa grossesse, fut prise de vomissements dits incoërcibles, qui la jetaient dans des crises affreuses et menaçaient de la faire avorter. Je fus avisé par télégramme, et ordonnai de lui faire prendre, de quart d'heure en quart d'heure, un granule arséniate de strychnine et un granule hyosciamine, puis, les vomissements ayant cessé, la quassine, aux repas. Ce traitement eut un résultat inespéré, puisqu'au bout de quelques heures, les vomissements avaient complétement disparu.

Ce fait prouve la puissance des médicaments dosimétriques, puisque les vomissements survenant à la fin de la première moitié de la grossesse sont considérés généralement comme incoërcibles, au point de légitimer aux yeux de quelques accoucheurs l'accouchement prématuré, c'est-à-dire la mort de l'enfant. Aujourd'hui cette pénible mesure n'a plus de raison d'être et serait souverainement blamâble.

11° FAIT. — Dans une traversée d'Ostende à Londres et vice-versâ, nous avons expérimenté les médicaments dosimétriques contre le mal de mer. Nous avons fait choix de l'hyosciamine, de la strychnine, de la quinine, dans le but de calmer les vomissements et de faire revenir l'estomac sur lui-même. Dans notre pensée, il y a relâchement de ce viscère (comme une voile qui flotte); de là, ce malaise si caractéristique ou gastrodynie. Le résultat a couronné notre attente, puisque chaque fois le mal de mer a été calmé après une prise de deux granules de ces médicaments. Le remède contre ce mal pénible, pouvant donner lieu à des accidents graves quand il se prolonge, existe donc grâce à la dosimétrie.

12ᵉ FAIT. — Le docteur José de Goës, de Rio-de-Janeiro, a guéri les accès de fièvre jaune ou *vomito negro* par la strychnine, l'hyosciamine, la caféine et les lavages intestinaux au Sedlitz Chanteaud. Ce fait, en se généralisant est devenu un immense bienfait pour les pays équatoriaux. Cette fièvre y fait rage au point de dépeupler des villes entières. Auparavant les médecins étaient très-perplexes quant au traitement : les uns ne faisaient rien, abandonnant les malades à leur triste sort ; les autres avaient recours aux purgatifs ; d'autres à la saignée, sans obtenir de guérisons, les uns pas plus que les autres. Aujourd'hui le traitement dosimétrique donne à l'art de nouvelles et efficaces ressources.

Le vomito-negro est une fièvre miasmatique bilieuse au plus haut degré, mais, contrairement au choléra qui est algide, elle est chaude : le corps brûle, et on éprouve d'affreux maux de tête et des lombes ; les déjections sont noirâtres, par suite de le décomposition du sang. Après avoir fait cesser les accès par la strychnine et l'hyosciamine, il faut en prévenir le retour par l'arséniate ou l'hydro-ferro-cyanate de quinine : dix à douze granules par jour, et davantage si c'est nécessaire, car ces médicaments ne donnent lieu à aucune irritation locale, ni de l'estomac, ni des intestins ; ce qui est l'essentiel.

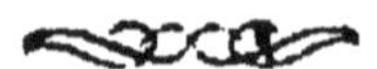

LISTE

PRINCIPAUX MÉDICAMENTS DOSIMÉTRIQUES

ET

CAS OU ILS S'ADMINISTRENT.

———

Médicament dosimétrique au dixième de milligramme.

Strophantine. — Principe actif de divers *Stro-phantus (Str. Kombé, hispidus)* qui paraît avoir sur le cœur la même action que la digitaline; elle accélère les mouvements du cœur, est très diuré-tique; mais son extrême activité, indiquée par la faiblesse de son dosage, recommande la prudence dans son emploi. On l'associe le plus souvent à la strychnine.

———

Médicaments dosimétriques au demi-milligramme.

Atropine. — Sédatif du système musculaire. Dans les spasmes aigus ou toniques : tétanos, hydrophobie, photophobie, miserere, iléus, étranglements internes ou externes ; dans les spasmes internes : cardialgies, gastralgies, entéralgies, cystalgies ; dans l'esquinancie, surtout d'origine scarlatineuse (comme préventif), dans les névroses : hystérie, épilepsie, etc. (Voir *hyosciamine.*)

Daturine. — Succédané de l'atropine et de l'hyosciamine.

Hyosciamine. — L'hyosciamine est le meilleur des sédatifs, parce qu'elle n'irrite pas. Conjointement avec l'aconitine, elle produit le calme du cerveau, dans les insomnies ; mais c'est surtout dans les spasmes qu'elle convient ; c'est l'auxiliaire du chirurgien : dans les hernies momentanément irréductibles, elle fait cesser la constriction des viscères ; on la combine avec la strychnine quand il y a en même temps spasme et paralysie. Avec le sulfate de strychnine, c'est un remède excellent contre le mal de mer ; dans les gastralgies, les cystalgies, en un mot, dans les souffrances des viscères creux : un granule toutes les demi-heures jusqu'à effet.

Arséniate de strychnine. — Dans la période

initiale des maladies typhoïdes : pyrexies, inflammations. — Dans les insuffisances nerveuses, on le combine à l'hyosciamine quand en même temps il y a spasme à cause de la rupture de l'équilibre physiologique, comme dans l'asthme, la dysphagie, la dysurie, la physométrie, etc. : un granule toutes les demi-heures dans les affections aiguës, jusqu'à effet ; un ou deux granules toutes les heures dans les maladies chroniques, également jusqu'à effet ; sauf à recommencer.

Aconitine. — Sédatif du système nerveux vasomoteur. — Dans les pyrexies, pour ramener la chaleur à la moyenne physiologique : un granule tous les quarts d'heure ou toutes les demi-heures ; dans les maladies congestives des centres respiratoires et circulatoires, dans les congestions cérébrales, dans les hypérémies rénales, conjointement avec la digitaline ; dans les spasmes congestifs, dans les maladies irritatives de la peau, dans les névralgies dentaires, dans les affections rhumatismales ; c'est le succédané de la vératrine (voir cette dernière) : un granule toutes les demi-heures, jusqu'à sédation.

Brucine. — Excitant du système musculaire ; convient surtout chez les enfants : dans la bronchite capillaire, la pneumonie, au début et à la fin, pour empêcher la paralysie et activer l'expectoration ; dans les pertes nocturnes par faiblesse.

Il faut souvent la combiner à l'atropine, quand il y a en même temps spasme : un granule toutes les demi-heures, jusqu'à effet. (Voir strychnine.)

Cicutine. — Calmant de la sensibilité et de la contractilité ; dans les affections de la moelle épinière, avec mouvements réflexes ; dans les névralgies intercostales, l'angine de poitrine, dans les douleurs dentaires, dans l'otalgie, dans les douleurs des cancers ; calme et régularise la circulation : un granule de demi-heure en demi-heure, dans les cas aigus, jusqu'à effet ; un granule toutes les heures dans les cas chroniques, jusqu'à sédation.

Cocaïne. — Principe actif de l'*Erythoxylum coca*. Anesthésique local. Dans les angines douloureuse, les toux irritatives, en laissant fondre les granules dans la gorge ; succédané de la caféine ; médicament antidéperditeur, diminue la sensation de la faim.

Colchicine. — Comme diurétique. Succédané de la digitaline (voir cette dernière). Dans le rhumatisme aigu et la goutte : un ou deux granules toutes les demi-heures dans les cas aigus ; jusqu'à dix par jour dans les cas chroniques.

Colocynthine. — Principe actif de la coloquinte. — Purgatif drastique énergique, peu employé.

Gelsémine. — Principe actif du *Gelsemium sempervirens.* Antipyrétique, antinévralgique, dans les douleurs de la face et des dents, la sciatique, etc., le tétanos, l'épilepsie, la blennorrhagie aiguë, etc.

Hypophosphite de strychnine. — Excellent modificateur de la nutrition, dans le rachitisme, l'ostéomalacie et la chloro-anémie pour faire cesser les palpitations et essoufflements : deux granules de demi-heure en demi-heure, jusqu'à effet; ou de six à huit granules par jour, pour l'usage prolongé.

Lobéline. — Principe actif du *Lobelia inflata* ; elle ressemble par plusieurs de ses propriétés à l'hyosciamine; comme cette dernière, en effet, la lobéline est visqueuse, jaunâtre, d'un goût piquant analogue à celui du tabac. C'est un émétique, expectorant, sédatif, antipasmodique, diaphorétique et astringent. On l'emploi contre le croup, la pneumonie, l'épilepsie, l'hystérie, le tétanos, etc.

Picrotoxine. — Principe immédiat de la Coque du Levant; peut se donner comme vermifuge; et dans les convulsions cloniques qui dépendent de l'helminthiase; convient dans l'hystérie épileptiforme, dans les vésanies, pour solliciter l'action de l'intestin. C'est la picrotoxine qui cause l'ébriété de certaines bières. En petite quantité elle ne peut nuire; mais on ne sait point où s'arrêtent les falsifications : de quatre à six granules par jour.

Sulfate d'atropine. — Voir *Atropine.*

Sulfate de calabarine. — La *calabarine* ou *ésérine* est le principe actif de la fève de Calabar. Elle resserre la pupille dilatée par les mydriatiques (atropine). Peu employée.

Valérianate d'atropine. — Voir *Atropine.*

Vératrine. — Principe immédiat du *vératrum nigrum*; a une action contro-stimulante fort marquée et remplace ainsi avantageusement le tartre émétique dans la pneumonie, le rhumatisme aigu, les névralgies, concurremment avec l'aconitine (voir cette dernière); se donne également dans les exanthèmes chroniques : eczéma, ecthyma. Un granule toutes les demi-heures, jusqu'à effet dans l'état aigu ; quatre ou six granules par jour dans l'état chronique.

Médicaments dosimétriques se donnant en granules au milligramme.

Acide arsénieux. — Comme reconstituant du sang : dans les diathèses palustres, les fièvres rebelles avec anémie, les engorgements de la veine porte, dans l'hypochondrie, en un mot, pour améliorer l'état du sang ; dans les affections de peau dépendant d'une dyscrasie ; dans les fièvres ataxiques, adynamiques : typhus, fièvre typhoïde, fièvre pernicieuse, choléra, vomito negro, peste.

Dans l'état aigu, un granule toutes les demi-heures, jusqu'à cessation des accidents fébriles ; dans l'état chronique, de dix à vingt granules par jour, graduellement.

L'acide arsénieux augmentant la rutilance du sang peut se donner conjointement avec les arséniates de fer, de soude, d'antimoine, de potasse, dans les dyscrasies, les chloro-anémies. De même on le combine avec la strychnine, la quinine, dans les fièvres rebelles (arséniates de quinine et strychnine).

Dans les pyrexies, un granule toutes les demi-heures jusqu'à cessation de la fièvre ; dans les dyscrasies, jusqu'à vingt granules par jour, graduellement.

Acide benzoïque. — Peut être utile dans les affections des voies urinaires, mais à cause de son peu de solubilité, il est préférable de le donner à l'état de sel (voir *benzoates*, au chapitre des médicaments diététiques). Il augmente la sécrétion urinaire. De dix à vingt granules par jour.

Agaricine. — Peu employée. Purgatif drastique, hydragogue, contre les sueurs des phtisiques.

Anémonine. — Principe actif de l'*anemona pulsatilla*. Efficace dans le catarrhe aigu et chronique des bronches, surtout comme calmant de la toux spasmodique et irritative de la coqueluche.

Apomorphine. — Dérivé de la morphine ; a des propriétés vomitives. Convient, surtout chez les enfants, dans les bronchites, pneumonies : un granule toutes les demi-heures, jusqu'à effet.

Arbutine. — Très peu employée. Diurétique.

Arséniates d'antimoine, de caféine, de fer, de manganèse, de potasse, de quinine et de soude. — Tous ces arséniates ont comme propriétés communes, celles de l'acide arsénieux (voir ce dernier) et chacun d'eux a ses indications spéciales d'après sa base. Ce sont de très précieux médicaments toutes les fois qu'il faut rétablir ou modifier la crase du sang.

Asparagine. — Médicament peu actif, succédané de la digitaline, de la colchicine. Dans les affections des voies urinaires comme diurétique, dans l'anasarque, l'albuminurie, etc. : de dix à vingt granules par jour.

Bi-iodure d'hydrargyre. — Dans les affections secondaires de la syphilis.

Bromhydrate de cicutine. — Excellente préparation surtout dans la méningite tuberculeuse, dans les cris méningiques, c'est-à-dire les lançures du cerveau. Fait tomber la fièvre et amène la sédation du système nerveux; n'a pas les qualités resserrantes de la morphine; on peut donc l'employer avec succès dans toutes les maladies des enfants avec hyperesthésie. Il est d'ailleurs sans danger; un granule toutes les demi-heures dans l'état aigu; dans l'état chronique, quatre, six, dix granules par jour.

Bromhydrate de morphine. — Mêmes remarques que pour le bromhydrate de cicutine.

Bryonine. — Médicament peu usité; peut tout au plus servir à relever le gros intestin de sa torpeur; agit spécialement sur le cœcum, et termine ainsi favorablement la digestion; six à huit granules par jour, quand le ventre se serre, surtout chez les hypochondriaques; peut se donner simultanément avec la jalapine, une heure après les repas.

Caféine et sels (citrate, arséniate). — Bon stimulant du cerveau, qu'il tient en éveil; convient dans l'état torpide de cet organe; dans les accidents, les coups de soleil, coma, somnolence, etc.; dans la migraine; un granule toutes les demi-heures, jusqu'à effet.

Calomel (proto-chlorure de mercure).— Comme fondant, c'est-à-dire dissolvant de la fibrine du sang, dans les inflammations, notamment des séreuses : méningite, pleurésie, cardite, péricardite, etc. Mais le calomel étant peu soluble s'amasse dans l'économie, notamment dans le foie, dont il amène ainsi la destruction. L'hypersécrétion des glandes salivaires amène une grande débilitation, avec aphtes, ulcérations, perte de cheveux, de dents. C'étaient là les bienfaits favoris de l'allopathie. Cela n'empêche beaucoup de médecins de mercurialiser leurs malades. Comme purgatif, il est préférable de recourir au sedlitz. Le calomel convient surtout dans certaines dermatoses sèches : dartres, lichens, etc. En dosimétrie, la dose de calomel ne doit pas dépasser dix granules par jour. On peut y recourir comme vermifuge, chez les enfants ; quatre à six granules par jour, selon l'âge.

Chlorhydrate de cocaïne. — Voir *Cocaïne.*

Chlorhydrate de morphine. — Les granules de chlorhydrate de morphine étant solubles en leur totalité, constituent un excellent calmant, presque instantané. Aussi l'emploie-t-on dans toute douleur vive, empêchant le sommeil : dans les douleurs nocturnes ou ostéocopes ; dans les névralgies dentaires, dans l'otite externe, en un mot, dans toutes les inflammations des membranes fibreuses. Administré à la dose de quatre granules avec une potion de chloroforme, il produit l'insensibilité sans perte de connaissance, ou l'analgésie proprement dite. Cet état est moins dangereux que l'anesthésie complète.

Un auteur a dit : « L'inflammation est fille et mère de la douleur »; il importe donc de détruire cet élément pathologique le plus promptement possible. On peut recourir à cette combinaison dans toutes les opérations douloureuses. Quatre ou cinq granules suffisent, avec deux grammes de chloral en potion, en une ou plusieurs fois. On commence par la morphine et on donne le chloral après (sirop).

Citrate de caféine. — Voir *caféine.*

Codéine. — C'est un excellent calmant du système nerveux, surtout des irritations périphériques, et qui ne resserre pas les garderobes comme la morphine. On la donne dans les irritations des premières voies, conjointement avec l'iodoforme (voir ce dernier). Quatre à six granules suffisent d'ordinaire comme calmant.

Cotoïne. — Principe du *Coto verum.* Contre le rhumatisme, la goutte, les sueurs nocturnes des phtisiques et surtout les diarrhées rebelles. — Peu employé.

Cubébine. — Les poivres ont une action très échauffante, qui fait qu'on les emploie pour dissiper la blennorrhagie aiguë en la répartissant sur toute l'étendue du tégument muqueux. C'est ce qu'on nomme couper la chaude-pisse. Cette action appartient à tout le fruit, et non à quelques-uns de ces principes extractifs. C'est diré que la cubé-

bine a une action peu marquée, même quand on
en donne vingt à trente granules par jour. Son
action est plus marquée sur les urines, qu'elle
rend plus fluides et moins irritantes, par suite
d'une transsudation de tout le tégument génito-
urinaire. Pour en avoir de l'effet, il faut donner
deux à trois tubes de cubébine par jour (6o granules). Il n'occasionne ni coliques ni dévoiement,
comme le cubèbe et le copahu — qui produisent
un érythème général de la peau, ou une éruption
miliaire, qui peut être favorable à la résolution de
certaines maladies internes, notamment la bronchite suppurée, arrivée au point de consomption
pouvant faire craindre la phtisie. — Nous en avons
obtenu d'excellents effets.

Cyanures. — On sait que l'acide cyanhydrique
détruit la cohésion de la fibre organique et peut
tuer sur le coup, comme la foudre. C'est ce qui
faillit arriver à son inventeur, Gay-Lussac. Les
médecins anglais l'emploient beaucoup dans les
maladies des enfants, notamment dans celles des
voies aériennes. Ils prétendent qu'à la dose où on
le donne (quatre à six gouttes), il est tout à fait
sans danger ; mais nous ne sommes nullement de
l'avis de West, après avoir lu ses *Leçons cliniques
des maladies des enfants.* (Voir notre Manuel :
Maladies des enfants.) Le fait est que l'acide
cyanhydrique peut foudroyer; et comme le

médecin n'est jamais sûr de cette préparation, mieux vaut s'en passer.

L'acide cyanhydrique médicinal du commerce est très inégal, on ne peut donc le donner que par gouttes, mais ce dosage est défectueux puisqu'il peut varier de 30 à 60 p. c. Quand il y a empoisonnement on le combat par le chlore ou l'ammoniaque, deux moyens également dangereux parce qu'ils éteignent les globules du sang. Il faut donc recourir de préférence aux cyanures.

Cyanure de zinc. — On l'administre dans les névralgies, surtout la gastralgie, et contre les convulsions choréiformes, conjointement avec la strychnine : quatre à huit granules par jour, de chaque.

Cyclamine. — Principe du *Cyclamen europeum*, purgatif à faible dose ; drastique à doses plus élevées.

Digitaline. — C'est le sédatif du cœur et de la circulation, en général. En même temps elle augmente la diurèse, en diminuant la pression intravasculaire. Il ne faut pas confondre l'action de la digitaline avec celle de la digitale. Celle-ci peut être mortelle du coup en stupéfiant le cœur et en produisant le vertige anémique du cerveau.

Les allopathes se trompent gravement quand ils pensent que la plante sauvage est moins virulente que son alcaloïde. C'est tout le contraire qui a lieu.

De même la digitaline amorphe est plus active que la digitaline cristallisée, laquelle a une action purement physiologique, c'est-à-dire calmante et modératrice. C'est donc un excellent médicament dans l'état d'éréthisme vasculaire qui précède et accompagne les inflammations. La digitaline convient également dans les maladies organiques, mais à la condition d'être combinée à une préparation métallique : fer, arsenic, etc., ou avec un métalloïde : iode, brome. (Voir ces derniers.)

Dans l'état aigu on donne un ou deux granules de digitaline toutes les demi-heures, jusqu'à ralentissement du pouls et diminution du calorique morbide (37, 37 1/2° c.). Dans l'état chronique : de quatre à six granules par jour.

Élatérine. — C'est le principe extractif ou immédiat de l'*élatérium*, plante de la famille des cucurbitacées, qui a été quelquefois employée comme drastique. L'élatérine n'a rien sous ce rapport de la plante en substance. Elle a cela de commun avec la plupart des alcaloïdes. On peut s'en servir comme hydragogue, par exemple dans les hydropisies essentielles. Elle convient également dans certaines maladies de la peau par défaut de sécrétion propre ou sécheresse. La dose est de huit granules par jour, seule ou combinée avec la digitaline, dont la dose ne doit pas dépasser quatre granules par jour.

Émétine. — C'est le principe immédiat de l'ipéca, dont elle n'a pas la violence, mais les qualités contro-stimulantes; aussi convient-elle surtout chez les enfants, préférablement à l'émétique, ce lourd pavé qui a envoyé tant de victimes aux sombres bords. Aussi Guy Patin voulait-il qu'on le nommât *Tartre stygié*. L'émétine est indiquée quand il y a embarras respiratoire : dans la bronchite capillaire, la pneumonie, soit au début pour faire tomber la fièvre, soit à la fin pour favoriser l'expectoration.

Comme controstimulant, un à deux granules toutes les demi-heures; comme expectorant six à huit granules par jour, avec un looch blanc.

Evonymine. — Principe actif de divers *Evonymus* ou *Fusains*. Tonique, altérant, laxatif, diurétique et expectorant. Dans les fièvres intermittentes, la constipation, la dyspepsie et les affections pulmonaires.

Guaranine. — Principe actif du *Paullinia sorbilis*. Tonique, antidiarrhéique, fébrifuge, s'emploie contre les névralgies, la migraine, etc.

Hydrastine. — Principe actif de l'*Hydrastis Canadensis*; excellent fébrifuge, tonique, augmente la sécrétion de l'estomac et des muqueuses; excellent dans les catarrhes de l'estomac causés par l'alcoolisme chimique; prévient le puissant désir pour l'alcool que les alcooliques manifestent.

Hydro-ferro-cyanate de quinine. — Excellente préparation, puisque par la combinaison du fer et de l'acide cyanhydrique l'action de la quinine est augmentée dans une forte proportion, de sorte qu'il ne faut pas des quantités aussi grandes qu'avec les autres sels de quinine. On n'a pas également à craindre la fièvre, dont les Hahnemanniens ont tiré un si grand parti contre les Allopathes. C'est donc une erreur de prétendre que l'hydro-ferro-cyanate de quinine n'agit que par la quinine seule. Il en diffère également chimiquement.

Nous donnons l'hydro-ferro-cyanate de quinine à la dose de six granules à la fois, répétés toutes les heures pendant la période d'apyrexie, jusqu'à l'heure de l'accès — qui ainsi n'arrive point, le plus souvent.

L'hydro-ferro-cyanate de quinine convient dans toutes les maladies d'accès, notamment les névralgies. Il faut souvent le combiner à l'iodhydrate de morphine dans ces cas.

Iodhydrate de morphine. — Les iodés se distinguent tous par leur solubilité; on peut donc y recourir dans toutes les affections diathésiques. Tels sont : l'iodure d'arsenic, l'iodure de soufre, etc.

L'iodhydrate de morphine s'emploie surtout dans les inflammations scrofuleuses, notamment celles des yeux, avec photophobie, conjointement avec l'hyosciamine : un granule de chaque toutes les demi-heures, jusqu'au calme.

Iodoforme. — C'est le corps qui contient le plus d'iode sous un volume déterminé : jusqu'à 90 p. c., aussi il est stimulant diffusible et calmant, à la fois. On le donne dans toutes les affections irritatives des premières voies. C'est, à proprement parler, un anesthésique. Il ne supprime point les sécrétions et, au contraire, les ramène à leur état normal quand elles sont viciées, comme dans la dernière période de la phtisie pulmonaire.

La dose est de douze, quinze, vingt granules par jour; on les fait mâcher aux malades quand leur haleine est viciée. Son action est douce et n'a rien de corrosif; on le prescrit dans les maladies de lymphatisme, afin d'activer la crase sanguine.

Iridine. — Principe actif de l'*Iris versicolor*. Diurétique à petites doses, purgatif et émétique à doses plus élevées.

Jalapine. — Ce n'est pas un drastique comme le jalap, mais un simple excitant du gros intestin, comme l'élatérine, dont il a toutes les vertus. Les applications sont les mêmes. (Voir plus haut.)

Juglandine. — Tirée du *Juglans regia*; vermifuge, dépuratif et antisyphilitique.

Kousséine. — Vermifuge n'ayant pas l'action violente du kousso; aussi est-elle impuissante contre le tœnia, et faut-il recourir à la fleur qu'on fait prendre avec le marc, ou bien à l'écorce de grenadier. La kousséine ne présente point le danger de la santonine, qu'elle remplace avantageusement dans beaucoup de circonstances, surtout chez les jeunes enfants; deux granules toutes les heures, jusqu'à effet; après on donne une cuillerée à dessert d'huile de ricin.

Leptandrine. — Principe actif du *Leptandra Virginica*. Tonique et laxatif. Contre la diarrhée, le diabète infantile, la fièvre typhoïde et les affections biliaires.

Narcéine. — Ayant les mêmes vertus que la codéine, mais semble exercer une action stimulante; on la donnera donc dans les cas de torpeur : deux granules toutes les demi-heures dans la journée, ou quatre granules le soir en une fois.

Nitrate de pilocarpine. — Principe actif du *Jaborandi*, la pilocarpine est un des plus puissants sialagogues et sudorifiques que l'on possède.

Phosphure de zinc. — Bonne préparation dans les convulsions cloniques et choréiformes; huit à dix granules par jour.

Pipérine. — Mêmes propriétés que la cubébine (voir cette dernière).

Quassine. — Principe extractif du *Quassia*

amara. Stimule l'estomac dans le travail de la digestion, non seulement quant aux sucs digestifs, mais quant aux mouvements de péristole ou de pétrissage : trois à quatre granules aux repas, dans les dyspepsies.

Scillitine. — Excellent modificateur des muqueuses respiratoires et urinaires. Succédané de la digitaline : dans la bronchite (période d'expectoration), dans la pneumonie, dans l'asthme humide, dans les catarrhes chroniques : huit à dix granules par jour, graduellement.

Sel de Gregory. — Combinaison de codéine et de morphine, participant des qualités des deux alcaloïdes, excellent calmant pour la nuit; quatre à six granules, deux par deux, à une demi-heure d'intervalle.

Tannate de cannabine. — La *Cannabine*, tirée du chanvre indien (*Cannabis indica*) est hypnotique et antispasmodique.

Tannate de pelletiérine. — La *pelletiérine* est l'alcaloïde du *Punica granatum* ou grenadier; anthelmintique et tœnifuge.

Valérianate d'atropine. — Antispasmodique. (V. *Atropine*.)

———

Granules contenant un centigramme de substance active.

Acide salicylique. — Dans toutes les affections zymotiques, pour combattre la putridité et l'ataxie, notamment dans les gangrènes, le typhus, etc. : une dizaine de granules par jour, deux à la fois, toutes les heures.

Acide tannique.. — Dans les relâchements et flueurs blanches : dix à douze granules par jour.

Bromhydrate de quinine. — Excellent fébrifuge, surtout contre les irritations de la moelle épinière. — Même administration que pour l'hydro-ferro-cyanate de quinine. (Voir ce dernier.)

Camphre bromé. — Sédatif du système génital ; contre les pollutions nocturnes, conjointement avec l'atropine : un granule de chaque d'heure en heure, à l'heure du coucher. — Dans les affections rabiques essentielles, dans la nymphomanie, l'hystérie : une dizaine de granules par jour.

Croton-chloral. — Calmant, anesthésique, conjointement avec l'iodoforme.

Émétique. — (Voir émétine.)

Ergotine. — Extrait amorphe du seigle ergoté. N'en a pas les dangers. On sait que le seigle ergoté agit à la façon des champignons vénéneux et peut produire la gangrène des pieds, des mains, de la matrice, etc. C'est donc un désagrégeant de l'organisme et il faut se garder des abus. Heureusement que généralement on le donne dans du café noir, qui le neutralise en partie.

L'action emménagogue de l'ergotine est très marquée : elle congestionne l'utérus et prépare ainsi les règles. Pour l'usage prolongé (aménorrhée), l'ergotine se donne à une dizaine de granules par jour. — Dans la dysménorrhée on la combinera avec l'hyosciamine, et quelquefois avec la cicutine.

Hélénine. — Principe actif de l'aunée, *Inula helenium*; a été signalé comme le spécifique du microbe de la phtisie (?).

Kermès. — Expectorant. Six à huit granules par jour, chaque fois deux, avec un looch blanc.

Podophyllin. — Comme purgatif, dans les constipations opiniâtres. Un ou deux granules le soir, en se couchant, et, le lendemain matin, sedlitz Numa Chanteaud. (Voir plus loin.)

Proto-iodure de mercure. — Préparation fort douce, ne provoquant pas la salivation. S'emploie dans la syphilis primitive ou chancres non indurés, dont elle favorise la résolution. Huit à dix granules par jour.

Le *bi-iodure de mercure* s'emploie dans les affections secondaires.

Santonine. — Principe actif des divers *Semen contra.* Vermifuge lombricoïde.

Sous-nitrate de bismuth. — Antidiarrhéique.

Sulfure de calcium. — Spécifique de la diphthérie ou angine couenneuse. Dix à vingt granules par jour, jusqu'à production de gaz sulfhydrique.

Valérianates : de fer, de quinine, de zinc. — Dans les fièvres nerveuses, la chloro-anémie, les convulsions choréiformes, etc. Dix à douze granules par jour.

Remarques générales. — Les doses que nous venons d'indiquer n'ont rien d'absolu, puisque dans les maladies aiguës il faut aller jusqu'à sédation des symptômes sans s'inquiéter de la quantité déjà administrée. Ainsi, dans une pyrexie ou une inflammation intense, il faut quelquefois pousser les alcaloïdes défervescents jusqu'à vingt et trente granules. C'est toujours le dernier granule qui produit la défervescence, en faisant tomber le pouls et la chaleur morbides. Dans les maladies chroniques, il faut consulter les idiosyncrasies des malades.

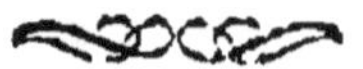

MÉDICAMENTS DOSIMÉTRIQUES

DIÉTÉTIQUES

N nomme ainsi les substances qui se lient à la nutrition, dont elles constituent une sorte d'assolement comme pour les plantes.

Ils se donnent aux repas principaux par quart, demi et cuillerée à café.

Nous appelons principalement l'attention des clients sur les phosphates et les oxydes qui sont la base de la poudre zootrophique du docteur Giovanni Polli, une des célébrités de l'Italie.

Benzoate de lithine et carbonate de lithine granulés.

Les sels de lithine se recommandent par leur alcalinité, ils dissolvent l'acide urique et conviennent par cela même contre la goutte, la gravelle, les rhumatismes.

Le benzoate agit sur les urines par son acide et

sur les calculs par la base; il modifie la diathèse arthritique et s'emploie dans les irritations des organes génito-urinaires, dans l'urémie, le diabète, les coliques néphrétiques.

Ce sel granulé s'emploie à la dose de une demi-cuillerée à café avant chaque repas; une cuillerée à café en contient 5o centigrammes.

Le carbonate est employé de préférence dans la dyspepsie gazeuse, la gastralgie, les perturbations du tube digestif.

Une demi-cuillerée à café avant chaque repas; une cuillerée en contient 5o centigrammes.

Benzoate de soude et salicylate de soude granulés.

Le benzoate de soude s'emploie principalement contre la goutte à la dose de 25 à 3o centigrammes par jour. Il est recommandé également contre le muguet, la coqueluche, la diphtérite.

Le salicylate de soude est employé dans les cas de variole, de fièvres infectieuses, dans le rhumatisme chronique, le rhumatisme articulaire aigu, l'érysipèle. Les enfants le supportent très bien.

Ce sel augmente dans l'urine la proportion d'azote et d'acide urique. Il peut s'employer à la dose de 5 grammes par jour à intervalles égaux, par cuillerées à café contenant chacune 5o centigr.

Diastase ou maltine.

Cette substance se forme à la naissance de la tigelle dans les graines, au moment de la germination ; elle transforme l'amidon en dextrine puis en glucose ; c'est ce qui explique la solubilité de l'amidon, et comment il sert d'aliment à la plante.

La présence de la diastase dans l'estomac sert à rendre les féculents plus faciles à digérer.

On la prépare en traitant l'orge germée desséchée par l'eau et l'alcool qui la précipitent, d'où son nom de *Maltine*.

Elle s'emploie dans l'apepsie, les différentes dyspepsies résultant de la vie sédentaire, de l'anémie ; et contre les flatuosités à la dose de une demi-cuillerée ou une cuillerée à café aux repas.

Glycérophosphate de chaux granulé.

Le glycérophosphate de chaux est considéré à bon droit comme un puissant agent de reconstitution de la vitalité, de l'énergie musculaire et de l'activité cérébrale.

Ce sel neutre s'emploie avec succès dans le cas de neurasthénie, anémie, sénilité, débilité générale et dans les dyspepsies, la chlorose, la phosphaturie, l'albuminurie. Il rend de réels services dans l'ataxie, et on peut le considérer comme l'appoint nécessaire dans les convalescences.

Son action s'explique par ce fait qu'il contribue à réparer les déperditions du phosphore dans l'économie. On sait que ce dernier est indispensable dans la composition des os et des tissus, aussi bien dans l'organisme animal que dans celui des plantes; de plus, il est abondant dans la matière cérébrale.

Le travail mental aussi bien que le travail manuel est une cause de déperdition, il est donc indispensable de réparer les pertes.

Nul agent diététique ne peut mieux remplir ce but que le glycérophosphate de chaux, que nous présentons sous la forme granulée et qui est parfaitement assimilable.

La dose pour les adultes est de deux cuillerées à café par jour avant le repas, et pour les enfants de une demi cuillerée avant chaque repas.

Une cuillerée à café contient 3o centigrammes.

Hypophosphite de chaux granulé.

Ce sel a été préconisé par Churchill contre la phtisie pulmonaire et dans tous les cas où il peut relever les forces du malade, les convalescences, et certaines affections bronchiques.

On peut le prendre à la dose de 5o centigrammes à 2 grammes par jour, soit une à quatre cuillerées à café par jour, avant les repas. Chaque cuillerée contient 5o centigrammes.

Lactate de fer granulé.

Bon ferrugineux facilement absorbé et s'assimilant bien, grâce à son acide lactique. Il n'occasionne pas de constipation, quoique légèrement astringent. Sel très soluble.

Il convient dans les leucorrhées, la chlorose, l'anémie, les flueurs blanches, pour ce qui concerne la médication des jeunes filles, ainsi que pour les estomacs fatigués.

Dose : Une à deux cuillerées à café, soit 5o centigrammes à 1 gramme par jour avant les repas.

Phosphate de fer granulé.

Excellente préparation de fer, employé comme tonique, reconstituant, antirachitique; convient surtout dans la médecine des enfants.

Il doit être employé journellement et pendant un certain temps à la dose de une à deux cuillerées à café, soit 3o à 6o centigrammes par jour et avant les repas.

Pepsine granulée.

Cette substance s'obtient en traitant d'une certaine façon des caillettes de mouton, de veau ou de porc; c'est le principe actif de la digestion gastrique.

De même que la diastase sert à activer la digestion des féculents, la pepsine s'emploie pour activer
la digestion de la viande, grâce à son action dissol-
vante sur la fibrine.

Il faut éviter de la donner au moment du repas,
mais plutôt après et souvent au bout de deux ou
trois heures, afin de venir plus efficacement en
aide à une digestion imparfaite.

Dose : Deux à six cuillerées à café par jour,
chaque cuillerée contient 5o centigrammes.

Poudre zootrophique du docteur Giovanni Polli.

Cette poudre, composée des hypophosphites,
phosphates, carbonate et bi-carbonate de chaux,
de soude et de magnésie, ainsi que d'oxydes de
fer et de manganèse se prend à la dose de un à
cinq grammes par jour.

Ce médicament, donné dans du lait ou du sirop,
convient aux enfants qui souffrent de la dentition.

Il convient également aux personnes atteintes
d'ostéomalacie, de rachitisme, de scrofulose, d'æglo-
burie ou de chlorose, aux femmes atteintes de
cachexie puerpérale et aux femmes enceintes.

Aux individus affaiblis par la suppuration et
dans l'infection purulente; dans les anémies et
après les fortes hémorrhagies.

Aux convalescents d'une longue maladie et qui ne peuvent supporter les aliments et à tous ceux qui, quoiqu'en état de santé, ont besoin de refaire leurs forces.

Il s'emploie également dans les fractures non consolidées et dans les caries.

Chaque cuillerée à café contient 1 gramme.

Sedlitz Numa Chanteaud déshydraté effervescent.

Ce sel tonique et rafraîchissant, doit surtout ses vertus à sa légère amertume qu'on aurait tort de chercher à affaiblir. En dissolvant une cuillerée à café dans un verre à vin d'eau fraîche, en le projetant au fond du gosier et en ayant soin de boire immédiatement après deux ou trois gorgées d'eau pure, on s'aperçoit à peine de cette amertume et on a la bouche immédiatement fraîche.

Cette opération doit se faire le matin à jeun ou dans la matinée. Si la langue est pâteuse, une cuillerée à bouche dans de l'eau, du thé ou une légère orangeade suffit pour amener un dégagement. De même si le ventre est relâché, il se resserre en vertu de la tonicité du sel.

L'usage matinal de ce sel constitue donc une cure d'eau minérale à domicile, qu'on peut instituer en toutes saisons et lieux, notamment en voyage. C'est un auxiliaire indispensable dans le traitement dosimétrique, puisqu'il débarrasse la muqueuse des glandes, des mucosités et ouvre la voie à l'absorption.

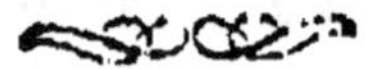

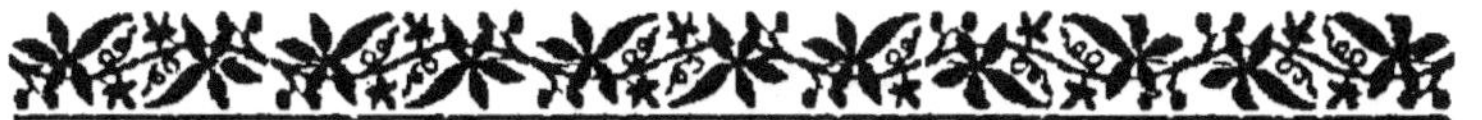

LES EAUX MINÉRALES NATURELLES

ET

LA DOSIMÉTRIE

Si quelque chose prouve la bonté de la dosimétrie, c'est la nature elle-même, en nous donnant les eaux minérales naturelles. On peut dire que c'est elle qui a inventé la dosimétrie, et que nous n'avons eu qu'à la suivre. En effet, elle y procède par les principes simples, n'ayant pour adjuvant que l'eau et les gaz nécessaires à la minéralisation.

Nous allons passer en revue les eaux les plus usuelles en faisant ressortir leurs vertus thérapeutiques et diététiques, et l'utilité qu'il y a à leur associer les médicaments dosimétriques, afin de rendre la cure complète. Car il ne faut pas perdre de vue que, pour être aux Eaux, on n'est pas à l'abri de toute maladie. Elles en déterminent par leur action trop stimulante, par le changement d'air et de régime et par une foule d'autres circonstances propres aux voyages. Cela est tellement vrai, que souvent on est forcé de suspendre la cure et même d'y renoncer ; ce qu'on évitera avec l'aide de la dosimétrie. Il n'est donc pas étonnant que les médecins des Eaux soient partisans convaincus de la nouvelle méthode — à part quelques esprits arriérés, qui pensent que les Eaux sont la santé universelle.

Nous prendrons comme type celle de la Bourboule, parce qu'elle représente le plus exactement le traitement dosimétrique.

Cette eau contient, en effet, presque tous les éléments d'assolement du sang.

Elle est arsénicale. Thénard découvrit ce fait en 1854 et fut tellement étonné des résultats de ses analyses, qu'il les communiqua à l'Académie des sciences (23 octobre 1854).

Un tiers de litre d'eau de la Bourboule (dose moyenne par jour), représente près de 0.004 d'acide arsénique (dose à laquelle on administre en moyenne l'arsenic sous forme pharmaceutique). Dans l'eau de la Bourboule, l'acide arsénique est combiné à la soude à l'état neutre d'arséniate de soude, à la dose de 28 milligrammes par litre.

En dehors de l'arsenic, l'eau de la Bourboule a une composition analogue à celle des matériaux minéraux du sang. Dans le sang, la somme totale des éléments minéraux est de 6 à 7 grammes par litre; dans l'eau de la Bourboule elle est de 6 1/2 grammes.

Dans l'eau de la Bourboule, comme dans le sang, les éléments franchement alcalins (soude, potasse, ammoniaque, etc., mais surtout la soude), tiennent une place prépondérante : de là vient que cette eau est douce et onctueuse au toucher. Ces éléments paraissent être dans le sang — comme dans l'eau de la Bourboule — principalement à l'état de chlorures et de carbonates, et, en plus faibles proportions, à l'état de phosphates et de sulfates.

Dans l'eau de la Bourboule, comme dans le sang, le chlorure de sodium occupe environ la moitié de la masse totale des éléments minéralisateurs : on en trouve de 3 à 4 grammes pour 1,000 dans le plasma du sang, de 3.02 grammes à 3.34 grammes dans l'eau de la Bourboule.

Dans l'eau de la Bourboule, comme dans le sang, les sels calcaires (de chaux, de magnésie, etc.) sont en très faible proportion. Or, c'est la grande prédominance des sels alcalins qui, selon l'opinion de M. Ch. Robin, assure la dissolution complète des sels calcaires : de là, la limpidité parfaite de l'eau de la Bourboule.

Dans l'eau de la Bourboule, comme dans le sang, il y a une petite proportion de fer et de silice, etc.

Grâce à cette constitution, l'eau de la Bourboule

est le type le plus parfait des Eaux salines mixtes. Elle est, suivant l'expression du docteur N. Guéneau de Mussy, la note la plus élevée de cette gamme d'Eaux minérales où s'échelonnent, après elle, Ems, Saint-Nectaire, Royat, Mont-Dore, etc.

D'après ce qui précède, on peut conclure : 1° que l'eau de la Bourboule, lorsqu'elle est introduite dans le sang, y apporte exactement les éléments propres à réparer ses pertes en principes minéraux ; on comprend donc qu'elle soit un agent éminemment réparateur et reconstituant. 2° Comme cette eau renferme en même temps de l'arsenic à la dose exactement médicamenteuse, on comprend aussi qu'elle soit la meilleure forme sous laquelle on puisse administrer la médication arsénicale, car l'arsenic qui s'y trouve est d'autant mieux toléré et assimilable à l'organisme, qu'il est dans un liquide naturel, à base alcaline, très analogue et par conséquent très associable à l'organisme.

Nous avons eu l'occasion de constater les heureux effets de l'eau de la Bourboule chez les jeunes personnes où il existe une prédisposition de naissance à la phthisie et qui, en une saison, se sont trouvées améliorées. Il faut plusieurs saisons pour une guérison complète. Dans l'intervalle, on continue le traitement dosimétrique par les arséniates, par la quassine, la strychnine, l'hyosciamine, l'iodoforme, en un mot, par les modificateurs vitaux.

Eaux minérales sulfureuses.

Ces eaux conviennent surtout dans les affections parasitaires, tant de la peau que des muqueuses, d'où dépendent les diverses formes de maladies connues sous le nom d'eczème, impétigo, psoriasis, lèpre vulgaire, irritations spécifiques des voies aériennes et tout ce qui s'ensuit : asthme, phtisie, pneumonie et pleurésie chronique, etc.

Elles conviennent également dans le rhumatisme, la sciatique, le lombago, la goutte. — On a dit : Sans fièvre ni inflammation. Nous pensons, au contraire, que les cas aigus sont les plus favorables pourvu qu'on ait soin de se rendre maître de la fièvre par la vératrine, l'aconitine et les autres alcaloïdes défervescents.

Il faut avoir soin également de faire, tous les matins, le lavage intestinal avec le Sedlitz Numa Chanteaud, les eaux sulfureuses encrassant l'intestin d'une foule d'infusoires, cryptogamiques ou autres qui, en se décomposant, peuvent donner lieu à des affections typhoïdes.

On accélérera le traitement en faisant prendre aux malades des granules appropriés à leur état : sulfure de calcium, iodure d'arsenic, iodure de soufre (dominante), iodoforme, codéine, digitaline, etc. (variante).

Eaux sulfureuses thermales.

BARÈGES (Hautes-Pyrénées). — Température 42° c. ; 0.04 de sulfure de sodium par litre. — 1er juin-15 septembre. — Très fréquentées.

BONNES (Aigues-Bonnes, Basses-Pyrénées). — Tempér. 38° c. — Fin mai-1er septembre. — Très fréquentées.

SAINT-SAUVEUR (Hautes-Pyrénées). — Température 35° c. — Env. 2 centig. de sulfure de sodium par litre. — Très fréquentées.

EAUX-CHAUDES (Basses-Pyrénées). — Temp. 35° c. ; 1 centig. sulfure de calcium par litre. — 1er juillet-1er novembre.

CAUTERETS (Hautes-Pyrénées). — Temp. 48° c. ; 2 centig. sulfure de calcium par litre. — 1er juin-1er octobre. — Très fréquentées.

BAGNÈRES-DE-LUCHON (Haute-Garonne). — Temp. 17 à 66° c. — 8 centig. sulfure de calcium par litre. — Fin mai à octobre. — Très énergiques, doivent être tempérées par l'aconitine et le Sedlitz Numa Chanteaud.

AMÉLIE-LES-BAINS (Pyrénées orientales). — Temp. 43° c. ; 4 centig. sulfure de sodium par litre. — A cause de la douceur du climat on peut y passer toute l'année. — Excellentes dans le diabète et le mal de Bright.

PIÉTRA-POLA (Corse). — Temp. 55° c. ; acide hydrosulfurique indéterminé. — Toute l'année.

AIX-LA-CHAPELLE (prov. rhénanes). — Temp. 57° c. ; acide hydrosulfur. indét. — Toute l'année.

BADEN (Autriche). — Temp. 35 c. ; acide hydrosulfurique. — 1er juillet-1er septembre.

AIX (Savoie). — Temp. 43° c. ; acide hydrosulfurique. — 15 mai-15 septembre.

SAINT-HONORÉ (Nièvre). — Temp. 33° c.; hydrosulfureuses. — 1er juin-15 septembre.

SCHINZNACH (Suisse). — Temp. 31° c.; acide hydrosulfurique. — 15 mai-15 septembre.

Eaux sulfureuses froides.

URIAGE (Isère). — Temp. 25° c.; hydrosulf. chaux. — 15 mai-15 septembre.

ENGHIEN (Seine-et-Oise). — Temp. 15° c.; acide hydrosulf., hydrosulf. de chaux. — Bonne pour les phtisiques. — 1er mai-15 octobre.

Eaux minérales alcalines.

Ces eaux conviennent surtout dans la scrofulose acide, dans l'hydroémie avec bouffissure, infiltration. Il faut les combiner avec la strychnine, la quassine, les arséniates de fer, de soude, pour relever la vitalité. Il ne faut pas pousser le traitement trop loin, parce qu'on tomberait dans un mal contraire. — Les dyspepsies abdominales sont heureusement modifiées par ces eaux. Il en est de même des affections acides des voies urinaires.

VICHY (Allier). — Temp. 39° c.; 5 grammes de bicarbonate de soude par litre, acide carbonique, traces d'arsenic. — Très puissantes. — 15 mai-15 septembre.

VALS (Ardèche). — Froides; carbonate de soude, oxyde de fer. — Reconstituantes. — 1er mai-15 septembre.

ROYAT (Puy-de-Dôme). — Chaudes, alcalines, mixtes,

toniques. — Anémie, maladies du foie, de l'estomac. — Faut les combiner avec granules quassine, arséniate de fer, etc.

SAINT-NECTAIRE (Puy-de-Dôme). — Temp. 38° c. ; 3 grammes carbonate de soude crist. par litre. — 15 mai-15 sept.

LA BOURBOULE (Puy-de-Dôme). — Temp. 52° c. ; carbonate de soude, arsenic. — Il faut les relever par les arséniates de fer, de soude, d'antimoine. — Conviennent dans les phtisies latentes. — Voir plus haut.

SAINT-ALBAN (Loire). — Température 18° c. ; carbonate de soude. — Très agréables. — 1er juin-15 septembre.

EMS (duché de Nassau). — Temp. 55° c. ; bicarbonate de soude. — 1er juin-15 septembre.

CARLSBAD (Bohême). — Temp. 51, 73° c. ; carbonate de soude. — 15 juin-15 octobre.

BOURBON-L'ARCHAMBAULT. — Temp. 60 c. ; carbonate de soude, acide carbonique. — Dyspepsies. — 15 mai-1er octobre.

LA MALOU (Hérault). — Temp. 35° c. ; carbonate de soude. — 1er juin-1er octobre.

MONT-DORE (Puy-de-Dôme). — Temp. 45° c. ; carbonate de soude. — 15 juin-15 septembre.

NÉRIS (Allier). — Temp. 51° c. ; bicarbonate de soude. — 20 mai-15 septembre. — Très utiles pour les rhumatismes chroniques.

TŒPLITZ (Bohême). — Temp. 60° c. ; carbonate de soude. — 1er mai-15 septembre.

PLOMBIÈRES (Vosges). — Temp. 15 à 63° c. ; carbonate de soude. — 15 mai-15 octobre. — Renommées pour les gastralgies, rhumes, névralgies.

SALTZBACH (Haut-Rhin). — Temp. 10° c. ; acide carbonique, carb. ch. et magn., traces de fer, de lithine. — Agréables, pétillantes. — Bonnes dans les maladies des voies urinaires.

Le Boulou (Pyrénées orientales). — Ferrugineuses et calcaires. — Dans l'anémie, l'ostéomalacie.

Bussang (Vosges). — Acide carbonique et carbonate de soude. — Pétillantes. — Dans les gastralgies.

Marienbad (Bohême). — Idem.

Eaux acidulées gazeuses.

Ces eaux sont rafraîchissantes et conviennent dans les irritations avec spasme. Elles conviennent surtout aux tempéraments secs et bilieux.

Seltz (duché de Nassau). — Acide carbonique et sels. — Excellentes avec la bière, le vin.

Nota. Les eaux gazeuses artificielles ont le défaut de contenir trop d'acide carbonique et de produire une espèce d'ivresse passagère et tendance au sommeil.

Pougues (Nièvre). — Agréable aux repas.

Saint-Galmier (Loire). — Dans les maladies des voies urinaires.

Condillac (Drôme). — Dans les gastralgies, la gravelle.

Sainte-Marie (Cantal). — Idem.

Chateldon (Puy-de-Dôme). — Idem.

Vic-sur-Acère (Cantal). — Idem.

Orezza (Corse). — Gazeuses acidulées, très agréables.

Schwalhem. — Idem.

Eaux ferrugineuses ou martiales.

Ces eaux conviennent dans les pâles couleurs. — Il faut les relever par les arséniates de fer, de strychnine, la digitaline, l'hyosciamine (dans les cardialgies).

Spa (Belgique). — Temp. 10° c.; 7 centig. de carbonate de fer par litre; acide carbonique environ 1 volume et demi. — Agréables. — 1er juin-15 octobre.

Pyrmont (Westphalie). — Temp. 14° c.; bicarbonate de fer, acide carbonique. — 1er juin-1er septembre.

Forges (Seine-Inférieure). — Bicarbonate de fer. — 1er juillet-15 septembre.

Brucourt (Calvados). — Froides, ne constipent pas, à cause de la petite quantité de sulfate de magnésie qu'elles contiennent, associé au fer.

Passy (Seine). — Sulfate de fer.

Eaux salines thermales.

Ces eaux sont légèrement purgatives et plus ou moins riches en sels neutres, par conséquent conviennent aux tempéraments échauffés.

Balaruc (Hérault). — Temp. 50° c.; chlorures de sodium, de magnésium, de calcium, bromure de potassium en petites quantités, traces d'oxyde cuivrique. — 1er mai-1er août.

Bourbonne-les-Bains (Haute-Marne). — Temp. 58° c.; chlor. de sodium et de calcium, bromure de sodium. — 1er juin-1er octobre.

Luxeuil (Haute-Savoie). — Temp. 17 à 45° c.; sels et matières bitumineuses. — Dans les affections nerveuses, la gastralgie, la stérilité. — 1er mai-15 octobre.

Saint-Gervais (Savoie). — Temp. 41° c.; sels divers. — 1er mai-1er octobre,

Wisbade (duché de Nassau). — Temp. 68° c. ; sels divers. — 1er juin-1er octobre.

Niederbronn (Bas-Rhin). — Temp. 17° c. ; sels divers. — 15 juin-15 septembre.

Bagnères-de-Bigorre (Hautes-Pyrénées). — Temp. 18 à 51° c. — Dans les affections nerveuses. — 1er juin-15 septemb.

Evaux (Creuse). — Temp. 58° c. ; sels divers. — 15 mai-1er octobre.

Bade (Suisse). — Temp. 52° c. ; sels divers. — 15 mai-15 septembre.

Bade (grand-duché de Bade). — Temp. 40 à 65° c. ; sels divers. — 1er juin-15 septembre.

Saint-Amand (Nord). — Temp. 28° c. ; sels divers. — 1er juin-1er septembre.

Bourbon-Lancy (Saône-et-Loire). — Temp. 43 à 61° c. ; sels divers. — 15 mai-1er octobre.

Chaudesaigues (Cantal). — Temp. 80° c. ; sels divers.

Eaux salines purgatives.

Eau de mer. — C'est l'eau saline par excellence, mais comme elle contient beaucoup d'impuretés, il faut préalablement la filtrer et la charger d'acide carbonique. On la mêle à la bière ou au vin.

Eaux : de Sedlitz, de Saidschutz, de Pullna (Bohême), de Friedrichshall (Saxe). — Elles doivent leurs qualités purgatives au sulfate de magnésie. On les remplace par le Sedlitz Numa Chanteaud, qui constitue une cure d'Eau à domicile, exempte de tout inconvénient et ne dérangeant en rien la manière habituelle de vivre. Aussi ce sel granulé est-il devenu d'un usage universel. Non-seulement il facilite les garde-robes, mais il rafraîchit le sang et le rend plus avide d'oxygène. On se sent donc plus dispos, et toutes les fonctions se font régulièrement. Voilà pourquoi ce sel convient à tous les âges et à toutes les constitutions. On peut dire que depuis que son emploi s'est répandu dans le public les trois quarts des maladies d'échauffement ont disparu. Autrefois on ne connaissait que les purgatifs : aloès, rhubarbe, qui congestionnent le gros intestin et sont cause d'une foule de maladies.

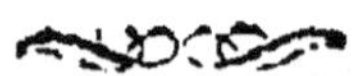

LA MÉDICATION ALLOPATHIQUE

ET

LA MÉDICATION DOSIMÉTRIQUE

—

Il. y a une grande différence entre ces deux modes de traitement : le premier procédant empiriquement, le second rationnellement.

En veut-on une preuve? On n'a qu'à jeter un regard sur les matières médicales classiques; là encore, on voit les médicaments rangés, comme par ordre de bataille, en antiphlogistiques, en purgatifs, sudorifiques, diurétiques, diaphorétiques, altérants, etc., comme si les états morbides auxquels ces médicaments correspondent étaient de même nature et exigeaient les mêmes moyens.

Prenons les antiphlogistiques, parmi lesquels on ne connaissait autrefois que les saignées, la diète, les délayants. On partait de ce principe qu'il fallait affaiblir le malade pour réduire la maladie. Plus tard on a vu que tous les malades ne supportent pas les déplétions sanguines et on en vint aux controstimulants : émétiques, et aux altérants : mercure, iode. C'était une autre manière de débiliter les malades en appauvrissant le sang. Il a fallu que les expériences des physiologistes fissent voir que dans les pyrexies il y a paralysie du système nerveux vaso-moteur, pour qu'on en vint au traitement plus rationnel des excito-moteurs, c'est-à-dire par les alcaloïdes. C'est donc un immense progrès dans la thérapeutique — et qu'on peut dire définitif puisqu'il est basé sur la physiologie.

L'allopathie, qui avait la prétention d'aider la nature, ne faisait que la contrarier ; ou bien, en désespoir de cause, abandonnait la maladie, « laquelle, disait-on, suivait son cours naturel ».

La dosimétrie, au contraire, arrête celle-ci, la jugule, sans faire subir à l'économie des pertes de temps et de forces ; par conséquent, sans lui permettre d'entrer dans sa période organique.

Les médecins allopathes contestent la possibilité de cette jugulation ; aujourd'hui, grâce à la dosimétrie, c'est chose jugée, puisqu'elle repose sur de milliers de faits, tandis que l'allopathie n'est basée que sur des négations.

Traitement dosimétrique déferrescent.

Toutes les maladies aiguës sont caractérisées par la fièvre, qui en constitue le danger. C'est l'incendie qui s'étend à tout le corps. Il en est ainsi des désordres anatomo-pathologiques. Or, on ne saurait dire que ces lésions existent d'emblée, pas plus que lorsque le feu prend à une maison.

Il est vrai qu'un vieux bâtiment est consumé plus rapidement qu'un neuf. Il en est de même du corps, c'est-à-dire que plus il s'est affaibli, plus vite il se détruit. D'où la règle : qu'il faut tonifier et non débiliter; sthéniser et non hyposthéniser. C'est pourquoi, en tête des antiphlogistiques, nous avons placé la strychnine et ses sels. Les anciens employaient la noix vomique dans ces cas; mais la noix vomique se laisse difficilement attaquer par le tube intestinal et ainsi s'accumule et donne lieu à des explosions dangereuses. C'est ce qu'on n'a pas à craindre avec la strychnine.

La strychnine a pour effet de s'opposer à la paralysie des vaisseaux, et ainsi empêche le sang d'y stagner, de s'échauffer outre mesure et d'allumer la fièvre. Car toute la question est là : c'est dans le système capillaire périphérique que la combustion a lieu et non, comme Lavoisier l'avait prétendu, dans les poumons, qui sont, au contraire, les ventilateurs de l'économie; comme les ventilateurs des navires, pour rafraîchir la cale.

Dans l'état physiologique, le sang veineux est plus chaud que le sang artériel, quelquefois de un ou un et demi degré centigrade. Ainsi le premier marquera au thermomètre 37°5, tandis que le second ne donnera que 36 et même 35° c. Il y a à cet égard des différences de tempérament. Or, que sous l'influence d'une fluxion le sang s'accumule sur un point, il s'y échauffe, et après quelques tours circulatoires la température générale du corps augmente; le cœur, à son tour, accélère ses mouvements, la respiration cesse de rafraîchir le corps ; et voilà la fièvre allumée. Dirat-on qu'il y a excès de sang ? Nullement ; mais un sang phlogosé. Les globules rouges se détruisent, la fibrine augmente, et il y a, comme on dit, inflammation, laquelle en se localisant sur tel ou tel organepoint — de départ de l'incendie ou de la fièvre — produit ces états pathologiques qu'on a désignés sous les noms de *méningite, cardite, pneumonie, pleurésie, arthrite,* etc.

Que faut-il faire pour s'opposer à ces ravages ? Évidemment, en premier lieu décongestionner, c'est-à-dire lever l'obstacle à la circulation, et pour cela, saigner — s'il y a pléthore générale — appliquer des sangsues, des ventouses, des révulsifs, donner le sedlitz Numa Chanteaud), mais surtout les alcaloïdes qui sont des défervescents et font tomber le pouls et la chaleur morbides.

On a également la ressource des réfrigérants directs, tels que les bains froids ; mais ceux-ci sont d'une application difficile et non sans danger.

On a vu, successivement, les bains froids appliqués au traitement des fièvres éruptives, des rhumatismes aigus, des arthrites, etc., mais il a fallu y renoncer à cause des accidents.

C'est donc à la méthode défervescente mixte qu'il faut s'en tenir, ou le lavage intestinal par le Sel Numa Chanteaud, le *sponse bath* des Anglais, pour la peau, et enfin les alcaloïdes défervescents : strychnine, aconitine, vératrine pour abattre la fièvre ; la digitaline pour calmer le cœur et rétablir les sécrétions excrémentitielles ; l'hyosclamine pour dissiper les spasmes ; la morphine, la codéine, la narcéine pour calmer la douleur — car il ne faut pas perdre de vue que la douleur est mère et fille de l'inflammation. »

Le traitement défervescent ne s'applique pas seulement aux maladies aiguës, mais aussi aux maladies chroniques dans leur période *galopante*.

Sous ce rapport on peut dire que les maladies chroniques sont les suites des maladies aiguës qui n'ont pas été jugulées au début, ou bien qui se sont développées lentement : la tuberculose pulmonaire, par exemple.

Malheureusement, ces maladies, une fois éta

blies, sont au-dessus des ressources de l'art. C'est donc à les prévenir qu'il faut s'attacher.

Indépend..mment des maladies organiques, il y en a d'autres que les anciens rangeaient dans l'humorisme, et qui, en effet, ont leur source dans les fluides du corps et qui constituent ce qu'on nomme aujourd'hui les diathèses.

Médication dosimétrique anti-typhique.

Nous venons de parler de la médication défervescente; dans cette catégorie se range la médication anti-typhique.

Il y a à considérer ici trois ordres de phénomènes : les phénomènes adynamiques, les phénomènes ataxiques et les phénomènes anatomo-pathologiques. Les premiers par rapport aux forces ; les seconds par rapport aux humeurs; les troisièmes par rapport aux tissus. Et ici nous pouvons déjà établir la différence entre ce que les Anglais nomment *Typhus fever*, et la fièvre typhoïde proprement dite : c'est que dans la première, les phénomènes anatomo-pathologiques, tels que l'engorgement et l'ulcération des plaques de Peyer, n'existent que peu ou pas. De là le danger relativement moindre de cette fièvre. Dans les deux cas, le calorique morbide est le symptôme prédominant : le corps *brûle*, son contact est sec, *mordicant*. Les alcaloïdes névro-sthéniques sont donc

Indiqués ici. Et il faut les varier d'après la nature des symptômes : les alcaloïdes de l'opium contre l'agitation et l'insomnie, l'atropine contre le spasme ; l'hyosciamine, l'aconitine, la cicutine, quand ces deux ordres de phénomènes sont réunis ; et enfin la quinine et ses différents sels quand il existe des exacerbations et des rémissions. Les saignées sont rarement de saison ici. Les émétiques peuvent également présenter du danger et seront avantageusement remplacés par les alcaloïdes contro-stimulants : émétine, vératrine, etc. Le quinquina en substance, sèche et tanne les tissus relâchés ; c'est dans la période de convalescence qu'il faut y recourir, avec les acides minéraux.

Signalons ici les bons effets des préparations iodées pour éliminer les matières azotées, dont il existe toujours une surabondance dans l'état typhique.

Médication dosimétrique anti-pioémique (1), anti-septicémique.

La pioémie, comme on sait, est le désespoir du

(1) Les accidents pioémiques et septicoémiques peuvent se rapporter à trois périodes. — 1re *période* : intoxication par l'ichor du pus, fièvre d'accès, prostration, adynamie ; 2o *période* : formation d'embolies dans le sang, embarras dans la circulation capillaire, obstruction, engorgements,

chirurgien. La question est si on peut la conjurer, et si, s'étant développée, on peut la couper comme d'autres fièvres d'accès. Sans doute le problème est complexe, parce qu'il s'agit d'un empoisonnement d'abord, puis d'une lésion organique, contre laquelle l'art se trouve souvent impuissant. Comme dans la fièvre intermittente, il s'agit moins de couper l'accès que de guérir le mal dans son principe. Tout malade présentant une lésion devant donner lieu à une suppuration abondante : une plaie, une opération, doit être soumis par mesure de précaution à l'action des névrosthéniques. Nous nous servons, de préférence, de l'hydro-ferro-cyanate de quinine administrée d'heure en heure à la dose de 0,01 gramme, sous forme de gra-nules, sauf à éloigner ou à suspendre les prises selon le degré de susceptibilité ou l'idiosyncrasie du malade. Ce moyen préventif doit être continué jusqu'à l'établissement de la suppuration. Il est bon alors de donner l'eau gazeuse iodée, en même temps que l'iodhydrate de morphine, comme névro-sthénique et calmant. La fièvre devenant plus forte,

hypostases, apoplexies capillaires, épanchements, quelquefois mort subite, si l'embolie est assez considérable pour boucher un vaisseau important; 3° *période* : formation des abcès métastatiques, phlogoses locales, fièvre erratique, sueurs et urines hypostatiques, affaiblissement du malade, mort. — C'est à ces trois périodes que le traitement anti-pioémique et anti-septicoémique doit s'appliquer.

on aura recours à la vératrine, à titre de contro-stimulant : un granule de quart d'heure en quart d'heure. A la moindre remittence de la fièvre, on administrera l'arséniate ou l'hydro-ferro-cyanate de quinine, avec un régime tonique.

Il est bien entendu qu'en même temps que ces moyens internes, on insistera sur les moyens externes, tels que la propreté de la plaie, les pansements désinfectants, les révulsifs aux points particulièrement menacés. A cet effet, il faut soumettre le malade à un examen minutieux au moyen de l'auscultation et de la percussion. Les signes de phlogose interne, hépatiques ou autres, existant, ce n'est pas un motif de désespérer du salut du malade. Il faut, au contraire, lui venir en aide par les névro-sthéniques de la manière que nous avons indiquée.

Médication anti-albuminurique.

L'albuminurie, *une* dans ses effets — un excès d'albumine dans les urines — est une affection complexe dans ses causes. En effet, tout ce qui peut augmenter accidentellement les matériaux albumi-noïdes dans le sang — telles que certaines fièvres éruptives : scarlatine, érysipèle; les inflamma-tions viscérales (pneumonie, hépatite) ou séreuses (péricardite, endocardite) — amène l'albuminurie, qui passe à l'état de maladie de Bright, lorsque les reins eux-mêmes sont affectés; ce qui ne peut manquer d'arriver. Cette lésion est caractérisée par une hypertrophie souvent considérable des cellules épithéliales des reins, ainsi que de la portion corticale, avec un état granuleux un peu différent du précédent, le tout compliqué de la présence d'une quantité plus ou moins grande de granulations — ou gouttes graisseuses — grandes et petites. Il y a des albuminuries purement mécaniques, par exemple celles dépendant d'une compression des gros vaisseaux de l'abdomen — comme dans la grossesse. Cette distinction est essentielle pour établir la médication anti-albuminurique. Ainsi l'albuminurie critique qu'on observe à la fin des fièvres éruptives et des fièvres typhoïdes, cesse avec ces dernières. Il n'y a qu'à bien régler le régime des convalescents. L'albuminurie se rattachant à une inflammation aiguë, se combat par les antiphlogistiques ; celle par inflammation chronique persiste tant que les désordres organiques n'ont pu eux-mêmes être levés. Or, là est le motif de l'incurabilité souvent absolue de ce genre d'analbuminose. Nous disons *analbuminose*, parceque l'albuminurie n'existe pas seulement dans les urines, mais dans la sérosité infiltrée ou épanchée. Il se forme alors une espéce d'œdème dur, semblable à celui de l'éléphantiasis. Ce sont les lymphatiques, plutôt que les vaisseaux rouges, qui sont affectés: c'est un *lymphangisme chronique*. Dans l'albuminurie abdominale, la veine porte est gorgée d'un sang poisseux, les fonctions digestives ne se laisant plus. L'engorgement s'étend de proche en proche aux sinus vertébraux et cérébraux, d'où état amaurotique et apoplectique qu'on remarque si souvent dans le cours de la maladie.

Le traitement de l'albuminurie se déduit de ce que nous venons de dire quant à son siége et aux désordres qu'elle amène. Nous parlons de l'albuminurie chronique. C'est sur les organes hématopoïétiques qu'il faut agir avant tout, notamment sur le foie et la rate, toujours engorgés dans ces cas : la quassine, la strychnine, l'ergotine, la digitaline, sont donc indiqués ici.

Ces substances répondent aux diverses médications à remplir : l'arséniate de fer, comme reconstituant ; l'ergotine, pour empêcher les flux mélœniques ; la digitaline, pour régulariser les mouvements du cœur ; la quassine, la strychnine, comme désobstruants du système porte ; et le sedlitz. La soif inextinguible qui tourmente lesmalades, est apaisée ainsi, sans des quantités considérables d'eau, qui ont pour résultat de distendre les vaisseaux et d'ajouter à la gêne existante une véritable pléthore aqueuse ou hydroémie.

Médication antiglycosurique.

Nous nous servons du mot *antiglycosurique,*

parce que la production exagérée de glucose ou *sucre* du foie, est le phénomène dominant de la maladie. Ce sont les reins qui sont chargés de l'élimination ; aussi ces organes sont-ils généralement hypertrophiés. Les expériences de Claude Bernard ont jeté beaucoup de jour sur les causes du diabète. Ces causes sont la plupart nerveuses à leur origine; les lésions organiques viennent à la suite. Ainsi on peut produire un diabète artificiel sur un animal, en irritant le bout supérieur du pneumogastrique coupé, ou en augmentant l'action réflexe de la moelle épinière par sa piqûre, au niveau de l'origine de ce nerf. Le même fait, c'est-à-dire la production d'une quantité surabondante de glucose ou matières sucrées, doit se produire chez l'homme dans les circonstances où nous voyons naître le diabète : comme la présence de vers, les excès vénériens et de boissons, l'hystérie, les irritations gastriques, l'irritation locale des reins par des graviers, des calculs. Il résulte de ces différentes causes une grande variété dans le traitement, qui doit s'appuyer sur les sédatifs, parmi lesquels nous placerons en première ligne le *camphre bromé.*

En même temps, on insistera sur un régime tonique; l'arséniate de fer, mais surtout le grand air, la fatigue corporelle, la gymnastique, les bains de rivière si la saison le permet, les ablutions d'eau froide ou le *sponse bath* des Anglais, une nourriture substantielle. On a ajouté une trop grande importance au régime exclusivement animal, puisque les matières azotées peuvent également se changer en sucre, comme on l'observe chez les carnivores. D'ailleurs, il y a des diabètes par excès d'urée, comme l'ont démontré Proust, Rostock, Bell. L'irritation des voies urinaires est ici très manifeste, et il faut recourir aux sédatifs rénaux, en même temps qu'on activera la diaphorèse. Le camphre bromé sera donc utile ici, conjointement avec la digitaline.

Médication anti-spermatorrhéique.

On confond souvent sous le nom de *pertes séminales*, deux affections distinctes: la *spermatorrhée* et la *prostatorrhée*. La corrélation qui existe entre les testicules et la prostate rend cependant ces deux affections avoisinantes : en effet, l'émission de la liqueur prostatique précède l'éjaculation du sperme, et il n'est pas encore démontré que les deux liquides ne soient nécessaires à la procréation. Quoi qu'il en soit, la spermatorrhée, comme provenant des testicules, ayant des relations très étendues, est plus grave que la prostatorrhée. Dépendante souvent d'une irritation de la moelle épinière, il n'est pas étonnant qu'elle soit le prodrome de la paralysie, quelquefois même de l'aliénation mentale symptomatique. La spermatorrhée reconnaît le plus souvent pour cause une imagination érotique, ou bien des excès vénériens ou solitaires. Les moyens calmants doivent donc être les névro-sthéniques. Nous signalerons ici l'efficacité de la *cicutine;* on recourra également au camphre bromé, pour diminuer les excitations nocturnes.

Médication anti-phthisique.

Comme tout produit morphologique hétérologue ou parasitaire, le tubercule défie les ressources de l'art. Nous disons *produit morphologique,* car, ce qu'on considérait comme le *tubercule vrai,* le corps jaune, friable, caséeux, n'en constitue en réalité que le *corpus mortuum.* C'est à la *granulation miliaire grise* qu'il faut remonter pour avoir l'origine du tubercule, c'est-à-dire d'un tissu hétérologue spécial, formé d'un amas de cellules tellement entassées, qu'elles se compriment les unes les autres, et réunies entre elles par un feutrage filamenteux, dernier vestige de la masse proto-plasmique dans laquelle elles se sont développées. C'est dans la rapidité prodigieuse de la prolifération de ces éléments, que consiste la malignité du tubercule. Ces nouveaux éléments, entassés comme ils le sont, n'ont qu'une vitalité fort restreinte; ils subissent la dégénérescence graisseuse ou caséeuse (tubercule cru des anciens), puis se ramollissent et se fondent. C'est le moment de la phthisie proprement dite ou de la fièvre hectique ; fièvre en partie d'irritation locale, en partie d'absorption. Le résultat est malheureusement prévu : c'est-à-dire la mort du malade, au milieu d'un marasme plus ou moins profond. Il peut arriver cependant que le tubercule — ou son cadavre — subisse une espèce de momification ou de dégénérescence crétacée, termiterminaison la plus heureuse, mais qu'on n'observe que lorsque le nombre des tubercules est fort restreint. Un de nos élèves, après avoir présenté tous les signes de la phthisie pulmonaire, rendit par l'expectoration un noyau crétacé et se rétablit peu de temps après.

Le tubercule est l'expression d'une diathèse, le plus souvent héréditaire. Il prend naissance dans le tissu connectif; de préférence celui qui forme la tunique externe des artérioles et des vaisseaux de transition. De là provient que l'on trouve à peine dans tout le corps un organe où le tubercule ne puisse se développer. Une fois formé, le tubercule suit fatalement sa marche. Il n'y a qu'une circonstance qui puisse l'arrêter : c'est au moment où il va opérer sa dégénérescence caséeuse. Ainsi que nous l'avons dit, il peut arriver qu'au lieu de granulations graisseuses, il se dépose dans son intérieur des matières calcaires ; le mouvement morbide se trouve alors arrêté de fait, un corps mort ne pouvant plus subir aucun processus. Mais lorsque cette issue heureuse ne se produit pas, le tubercule provoque autour de lui tout un cortège de poussées inflammatoires, qui, dans des cas exceptionnellement heureux, peuvent se terminer comme une inflammation suppurative franche (abcès pneumonique) par rupture, évacuation, cicatrisation du foyer ; tels sont les cas où l'on a trouvé dans les poumons de tuberculeux, des traces de cavernes cicatrisées.

On comprend que, comme dans toute diathèse — surtout héréditaire — le tubercule oppose une grande résistance à l'art ; mais ce n'est pas un motif de désespérer de la guérison des phtisiques et de les abandonner à leur triste sort. On a d'abord les ressources si puissantes de l'hygiène, l'atmosphère du littoral maritime, un régime salin. On connaît le traitement du Dr Amédée Latour, consistant dans l'emploi du chlorure de sodium et du tannin. Le régime alimentaire des tuberculeux doit être substantiel ; il y a des exemples où, pour s'être faits viveurs, des individus appartenant à des familles de tuberculeux, ont échappé à la fatalité qui les menaçait. Le produit parasitaire peut être arrêté dans son développement par une végétation luxuriante — de même que la bonne herbe tue la mauvaise.

L'irritation déterminée par la présence du tubercule, sera calmée par l'iodoforme, la codéine, etc.

Au moment où l'inflammation se développe, il faut recourir aux contro-stimulants (de préférence à la vératrine) et au salicylate de soude, pour neutraliser les effets de l'absorption. S'il se développait un effet laxatif, on le corrigerait par les narcotiques. Les alcaloïdes amers sont très utiles dans ce cas. (Voir *Alcaloïdes de l'opium.*)

Afin de favoriser la transformation crétacée des tubercules, on peut avoir recours aux préparations de chaux et de soude, principalement aux hypophosphites.

Enfin, la période de colliquation étant arrivée, on retardera sa marche par l'arséniate de caféine, le tannin, la strychnine, par tout ce qui, en un mot, peut réveiller la tonicité des tissus.

Les huiles animales ne doivent être employées, si ce n'est au début de la maladie; plus tard, c'est jeter de l'huile sur le feu, car le foyer respiratoire n'est que trop actif. Le poumon, siège d'une inflammation éliminatrice, n'apporte plus aucun rafraîchissement au sang : de là, le calorique fébrile des phtisiques, la rougeur des pommettes, etc.

En résumé, la tuberculose n'est pas une maladie dont une thérapeutique logique ne puisse avoir raison. Il nous est arrivé maintes fois, dans notre service à l'hôpital civil de Gand, d'avoir vu de malheureux ouvriers guérir, à la fois de leurs blessures et de leur phtisie, malgré l'état fort avancé de cette dernière. Malheureusement, le mal revient dès qu'ils ont repris le travail de l'atelier, cette serre chaude du tubercule.

Médication ostéoplastique ou anti-rachitique.

Les causes du rachitisme sont complexes : d'abord une cacochymie acide, due à un manque d'énergie des foyers respiratoires et nutritifs ; ensuite, le défaut d'éléments inorganiques ou terreux. Dans un squelette normal, la proportion relative des substances organiques aux inorganiques est de : org. 31, inorg. 69 ; tandis que dans le squelette du rachitique cette proportion est renversée et plus encore : org. 79, inorg. 21 (VON BIBRA, *Phys. Chemie*).

On observe, en outre, que les os du rachitique sont mous, spongieux, huileux, comme des os de vieillard, preuve d'une combustion respiratoire incomplète. — C'est à cette triple insuffisance que le traitement ostéoplastique ou antirachitique doit parer. On aura donc recours aux agents diététiques : phosphates, glycérolés, etc., qui sont très solubles, de sorte à pouvoir être données aux repas : une ou deux cuillerées à café.

L'avantage de ces agents est de pouvoir introduire dans l'économie des composés peu solubles ou complètement insolubles dans les véhicules ordinaires, mais qui se dissolvent sous l'action des liquides sécrétés dans les parties reculées du tractus intestinal (suc pancréatique, suc intestinal). On aura également recours au charbon granulé contre les acides — comme c'est généralement le cas chez les rachitiques.

Il ne suffit pas, pour les antacides, que le malade ait des aigreurs de l'estomac; beaucoup de cas reconnaissent pour cause de ces acessences, non un excès d'acides normaux de l'estomac, mais bien au contraire un défaut d'énergie du suc gastrique, ne contenant pas la proportion voulue d'acide chlorhydrique. Cet acide, qui joue le rôle principal dans la transformation des matières albuminoïdes, faisant défaut, les matières contenues dans l'estomac subissent la fermentation lactique; de là, les renvois aigres. Dans l'espèce, les granules au charbon ne pourraient que momentanément suspendre la fermentation. Ce sont les chlorures, et même comme le veut Trousseau, l'acide chlorhydrique libre, qu'il faut prescrire comme correctif du suc gastrique. Celui-ci, redevenu normal, attaque rapidement les substances ingérées, et le contenu de l'estomac n'a pas le temps d'entrer en fermentation. Le sel commun est donc une nécessité ici, autant que le sucre serait nuisible. C'est un point qui n'est pas assez observé dans l'élève des enfants faibles et rachitiques. Le préjugé, autant que la tendresse malentendue des mères, est contre le sel, en faveur du sucre.

Médication alcaline.

Dans la scrofulose, on remarque une odeur aigre — comme celle du lait de beurre — due aux acides lactique et butyrique; les alcalins sont donc indiqués, mais il ne faut pas perdre de vue qu'ils produisent aussi la *cachexie alcaline*, caractérisée par un ramollissement et gonflement des tissus blancs : os, cartilages, ganglions lymphatiques, ainsi que par l'état hydroémique du sang, d'où bouffissure, infiltration des traits. Il y a donc ici deux indications à remplir : 1° reconstituer le sang ; 2° corriger la tendance aux acides abnormes. Les ferrugineux et les alcalins répondent à cette double indication.

Il faut agir sur le foie, qui est l'organe hématopoïétique par excellence; à cet effet, on donne la quassine aux repas, et, le matin, le Sedlitz Numa Chanteaud.

Ensuite on activera la diaphorèse et la diurèse par les granules de salicylate d'ammoniaque, une dizaine de granules par jour, avec une boisson alcaline. (Voir *Eaux minérales.*)

Médication anti-rheumatique.

« Je désigne sous le nom de *rheumatose* — dit Hufeland — toute affection dont l'essence consiste en ce qu'elle est produite et entretenue par la suppression ou le trouble de la fonction cutanée, par une âcreté séreuse qu'engendre le défaut d'activité de cette sécrétion — « *perspirabile retentum.* »

Il y a quelques années, cet humorisme eût soulevé bien des réclamations; aujourd'hui, que la pathologie est entrée dans le domaine des faits, l'humorisme est accepté, du moins par ceux qui marchent avec la science. L'âcreté séreuse, engendrée par le défaut d'activité de la perspiration cutanée; le *perspirabile retentum*, c'est l'acide sudorique, qui est à cette perspiration, ce que l'acide urique est à la sécrétion rénale. Les rheumatoses ont donc un caractère essentiellement acescent ou acide: c'est pour cela qu'elles attaquent les tissus membraneux, qu'elles gonflent et ramollissent (muqueuses, séreuses, aponévroses).

Les *rheumatoses* affectent deux formes : celle du rhumatisme et celle du catarrhe. On peut dire qu'elles embrassent une grande partie de la pathologie. Dans la première forme : les fibreuses, dans la seconde: les muqueuses, sont particulièrement atteintes. La rheumatose fibreuse se fixe sur les muscles, les nerfs, le cerveau, le cœur, les poumons, les articulations, l'estomac, les intestins, etc.; leurs expressions pathologiques sont donc nombreuses et variées, généralement douloureuses, avec ou sans fièvre. Dans la forme catarrhale, la sécrétion muqueuse est altérée, au point que son produit devient âcre et acide, et donne lieu à des souffrances et des lésions organiques spéciales. On voit les deux formes coexister dans les gastroses, qui sont de véritables *rhumatismes* du tube intestinal.

Les rheumatoses sont rebelles aux moyens de traitement, parce qu'elles se rattachent à une disposition spéciale des humeurs, à une diathèse rhumatismale *acide*. Il faut, avant tout, modifier cette dernière par les alcalins; en même temps, combattre l'élément dynamique, la douleur, la fièvre, par les névro-sthéniques. Les déplétions sanguines sont indiquées lorsqu'il y a complication de pléthore ou congestion aiguë. On s'appliquera à rétablir la perspiration cutanée par les bains chauds, les sudorifiques; puis, les forces étant affaiblies par la durée même de la maladie, on aura recours aux toniques et aux reconstituants.

On voit qu'il n'est aucune partie de la thérapeutique qui ne fournisse son contingent au traitement des rheumatoses.

Médication anti-goutteuse.

La goutte est sœur du rhumatisme, puisqu'elle est due également à une acessence ou diathèse acide : les concrétions tophacées ou d'urate de soude, le prouvent surabondamment.

« La goutte est toujours accompagnée d'une

anomalie spéciale de la matière organique, de la production d'une matière morbifique, ayant des caractères particuliers, et qui se distingue surtout par sa tendance à engendrer des acides et des terres, à produire des épaississements. » (Hufeland.)

De la même manière, on voit survenir, dans le cours de cette affection, des désordres internes, qui prouvent que la rheumatose n'y est pas étrangère, puisque tous les organes peuvent en être atteints. Le traitement repose sur les mêmes données que celui des rheumatoses : il se résume dans l'emploi des alcalins, des névro-sthéniques, des toniques. Quant aux remèdes curatifs de la goutte, il n'y en a pas, ou plutôt, ceux qu'on a tentés sont dangereux. *On ne supprime pas impunément la goutte*, mais on peut l'éliminer insensiblement et la modifier par un bon régime. Nous n'entendons pas un régime affaiblissant, mais analeptique.

Médication anti-leucorrhéïque.

Nous réunissons sous ce titre, tous les écoulements blancs — otorrhée, ozène, fleurs blanches — entretenus par un vice interne, scrofuleux ou autre. Par leur continuité, ces écoulements fatiguent la partie qui en est le siège et produisent une débilitation générale.

OTORRHÉE.

De tous les écoulements muco-séreux, le plus rebelle est celui de l'oreille externe ou otorrhée. Nous bornons ici le siège de l'écoulement, pour ne pas confondre des affections essentiellement distinctes, telles que les suppurations de l'oreille moyenne ou de l'oreille interne, suite de carie. La facilité avec laquelle l'inflammation s'étend aux parties intérieures et les troubles graves qui peuvent en résulter, rendent le traitement ou la suppression de ces écoulements très délicats. Nous avons failli être victime d'un écoulement purulent de l'oreille, suite d'une otite catarrhale. L'irritation s'étendit à l'oreille interne et de là au cervelet, et donna lieu à des troubles de la coordination des mouvements, caractéristiques dans ces cas.

L'otorrhée doit être traitée d'après ses causes. Celle qu'on voit survenir chez les enfants, à la suite de fièvres éruptives, est très persistante, et, malgré tous les moyens employés, dure quelquefois jusqu'à la puberté.

Il faut se borner aux soins de propreté, à de fréquents lavages avec une faible solution de chlorure de sodium ou de chloral boraté, pour dissiper la mauvaise odeur.

Les écoulements, suite de carie, exigent le baume du Pérou, ou le baume opodeldoch, avec le fiel de bœuf ou l'huile de lin pour excipient. En même temps, on modifiera la constitution, s'il existe une diathèse lymphatique ou scrofuleuse. (Voir plus haut.)

OZÈNE.

Les mêmes remarques s'appliquent à l'ozène. Quelquefois on est obligé de passer un séton à la nuque, afin d'arrêter l'inflammation de la pituitaire. L'écoulement dépendant souvent d'une cause syphilitique (syphilide papuleuse), il faut insister sur le traitement iodé. Les injections au chloral boraté feront disparaître l'odeur fétide que cet écoulement répand.

FLEURS BLANCHES.

Elles sont difficiles à guérir, parce qu'on n'en distingue pas toujours les causes. Ainsi cet écoulement — qui énerve tant la femme ou la jeune fille — peut dépendre d'un relâchement de l'utérus ou du vagin, comme également d'un état hystérochlorotique, d'un vice interne ou diathésique.

Les iodures sont indiqués en tout état de choses, et on choisira celui qui s'applique à la cause reconnue ou présumée : l'iodure de fer et de manganèse, en cas de chloro-anémie ; l'iodure d'arsenic, s'il existe une diathèse cancéreuse ; l'iodure

mercureux contre la diathèse syphilitique; l'iodure de soufre et d'ergotine en cas d'engorgement
utérin ou dans la constitution hémorroïdaire; l'iodure de cadmium quand il s'agit de scrofules, etc.

Les moyens externes doivent se borner, le plus
souvent, aux soins de propreté; toutefois, s'il
existe un état granuleux ou des ulcérations au col
utérin, on cautérisera au nitrate d'argent; en
même temps, on employera les injections légèrement resserrantes et calmantes : écorces d'orme,
feuille de ciguë, en y joignant quelquefois l'eau de
laurier-cerise.

Inutile d'insister sur la nécessité d'une bonne
hygiène.

BLENNORRHÉE.

Cet écoulement de l'urétre (plus rarement du
vagin) est dû à une urétrite mal éteinte ou
mal traitée. Nous disons *mal traitée*, plus à
cause du malade que du médecin. L'urétrite
blennorrhagique contracte, en effet, par le fait
de son origine, le caractère d'une maladie que l'on
n'ose avouer. Il ne faut pas s'élever contre ce
préjugé, qui, à tout prendre, peut servir de frein,
sinon de barrière. Disons donc un mot du traitement de la blennorrhagie vénérienne, c'est-à-dire
contractée dans l'acte du coït. Si elle survient
d'emblée, avec tous les caractères d'une inflammation franche, elle exclut la syphilis, qui ne saurait

être ici qu'un chancre mou ou induré. Or, il faut pour ces ulcérations, quelques jours, et elles sont localisées, c'est-à-dire qu'elles ne prennent point une marche extensive, à moins que la blennorrhagie n'existe en même temps. L'élément douloureux de la blennorrhagie aiguë, c'est la cuisson au moment de l'émission de l'urine et à la fin, et les érections.

On y obviera par l'acide benzoïque et le camphre bromé (voir le formulaire). L'acide benzoïque, comme calmant, se rapproche de l'acide hydrocyanique; en outre, il modifie les urines, dont il diminue l'âcreté ou le mordant. Le camphre bromé dissipe l'éréthisme de la verge. Il faut se garder de faire beaucoup boire les malades; des bains prolongés rempliront mieux le but. — Que dire des traitements abortifs, sinon que ce sont des quitte ou double. Que de victimes de cet espèce d'escamotage thérapeutique !

Nous revenons maintenant à la blennorrhée ou écoulement muco-séreux sans inflammation. Les causes qui peuvent l'entretenir sont diverses et exigent des traitements différents. Distinguons, tout d'abord, la blennorrhée syphilitique due à une syphilide papuleuse ou granuleuse et exigeant un traitement antisyphilitique.

Cet écoulement est contagieux, c'est-à-dire se reproduisant partout avec le même type. Il y a ensuite des blennorrhées avec rétrécissement du canal; il faut se garder des moyens de dilatation ou de calibration : c'est l'affaire du chirurgien. Viennent enfin les blennorrhées par relâchement, avec ou sans diathèse. C'est cette dernière qu'il faut surtout combâttre. (Voir *Préparations iodées*.)

Maintenant se présente encore une question. — La blennorrhagie peut-elle donner lieu à des symptômes secondaires, tels que l'arthrite, l'ophthalmie? Oui et non. Non, si on a égard à l'inflammation urétrale franche; oui, si on considère l'action spécifique d'un virus, soit granuleux, soit chancreux. Il est évident que ce sont alors de véritables syphilis qui réclament, soit les mercuriaux, soit les iodés.

Médication antisyphilitique.

Le temps n'est plus où la syphilis était considérée comme un protée revêtant toutes les formes, espèce de bouc-émissaire chargé des iniquités d'Israël. Le temps n'est plus aussi où, sous prétexte de désyphiliser, on mercurialisait. Il n'y a de syphilis que le chancre, ou plutôt le virus qui le produit et se reproduit, toujours identique, semblable à lui-même. Le chancre induré seul, donne la syphilis constitutionnelle, laquelle reflète son caractère originel : *l'induration nacrée*. Un doute s'élève encore quant à l'unité ou à la dualité du chancre. Un chancre mou peut-il se transformer en chancre dur? Il y a des faits qui militent en faveur de l'affirmative; mais ce n'est qu'autant que la transformation dure, nacrée, a eu lieu, que les symptômes constitutionnels se produisent. Nous disons constitutionnels, c'est-à-dire viciant profondément la constitution, car le chancre mou peut produire des maladies de transition, lesquelles affectent également la forme molle; mais là s'arrête le mal.

En résumé, le traitement mercuriel n'est réclamé que pour le chancre induré; — le traitement ioduré pour ses conséquences. — L'iode est encore nécessaire pour détruire le mercurialisme. — Les sudorifiques exotiques (salsepareille, squine) doivent être employés comme succédanés, et les antimoniaux dans les cas rebelles.

Médication anti-psorique.

L'usage externe de la térébenthine est un moyen prompt de détruire les acares et de guérir instantanément de la gale, sans laisser à sa suite des dermatoses qu'on a considérées à tort comme *grosse gale*. Sous ce rapport le sulfure calcaire et les bains sulfureux sont loin de présenter les mêmes avantages.

La térébenthine est également un excellent moyen de désinfection et de décrassement. Il n'est pas besoin *d'étuves* pour cela.

La psore, pour les anciens, c'était tout ce qui est prurigineux. Des esprits distingués de notre temps sont allés au delà, puisqu'ils ont vu des animacules partout. Raspail voulait nous traiter comme pour la conservation des fourrures ou les préparations d'histoire naturelle, en nous passant au camphre; ce micrographe distingué s'est laissé prendre à une illusion, en attribuant toutes nos maladies à des parasites microscopiques. C'est que l'imagination est un prodigieux microscope. Toutefois, la térébenthine — comme toutes les huiles essentielles — peut être employée contre les affections prurigineuses en général. Nous avons appliqué ce moyen au prurigo, surtout au *prurigo formicans*, où la démangeaison est intolérable, et contre lequel les préparations alcalines et savonneuses sont employées.

En même temps, on diminuera la sensibilité prurigineuse de la peau par l'usage interne de la vératrine : quatre à six granules par jour; et pour empêcher les malades de se gratter, on appliquera un bandage ouaté légèrement compressif. Un grand nombre de dermatoses puisent leur source dans le prurit ou du moins dans les frottements qu'elles provoquent. Beaucoup d'eczéma sont dans ce cas, aussi les fait-on cesser rien que par l'ouate et une légère compression.

Nous ne prétendons cependant, en aucune manière, enlever aux maladies de la peau leur

spécificité. Il est évident qu'il y a des *acretés*
de sang auxquelles il faut parer si l'on veut guérir
certaines dermatoses : par exemple celles qui
surviennent chez les femmes à l'âge de retour, et
où les alcalins sont indiqués. Mais nous ne
voudrions pas qu'on poussât cet humorisme trop
loin. Ainsi le bouton varioleux est l'expression
d'une cause spécifique, et cependant des irritants
locaux déterminent des boutons analogues : par
exemple, le tartre émétique l'ectyma. Dira-t-on
qu'il y a ici spécificité ? Beaucoup de maladies de
peau sont donc dues à des causes locales et doivent
être traitées localement. On a eu recours à
différents produits du goudron : la créosote, l'acide
phénique ; mais indépendamment que ces substances sont très irritantes à la peau, elles provoquent une toux qui dégénère quelquefois en consomption pulmonaire. On croit alors à la réper-
cussion du principe tuberculeux ; mais qu'est-ce
que ce principe? Dans l'état actuel de la science il
serait difficile sinon impossible de le dire, les
granulations miliaires étant effet plutôt que cause
de la maladie. — Voir *Médication anti-phtisique*

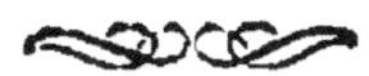

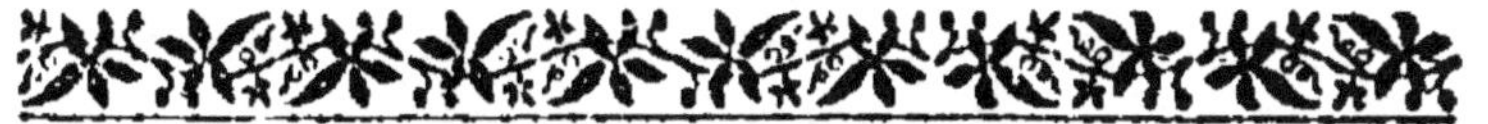

CONSTITUTIONS MÉDICALES.

—

LES médecins, en allant s'établir dans une loca-lité, doivent bien se pénétrer des idées du père de la médecine sur l'influence des eaux, du sol et de l'air. En effet, c'est à ces causes que sont dues la plupart des maladies endémiques et épidé-miques.

DE L'EAU.

L'eau est le véhicule des principes morbides chimiques et microbiotiques que nous ingurgitons avec nos aliments et nos boissons; quand une épidémie éclate, on peut être sûr que l'eau de la localité y est pour une grande part, soit par sa composition propre, soit par sa viciation acciden-telle.

Le médecin est souvent consulté sur ce point, il doit donc avoir présent à l'esprit tout ce qui concerne l'eau potable et ses altérations.

Nous allons le rappeler ici en nous servant nous-même du beau travail de MM. Chevalier et Baudrimont, livre qui n'a d'autre défaut que de n'être pas à la portée de la modeste fortune des médecins, surtout de ceux de la campagne qui en auraient le plus besoin, à cause de leur isolement.

Altération de l'eau potable. — Lorsqu'une eau douce renferme trop de matières organiques, il arrive qu'en la conservant dans un vase fermé, elle en sort douée d'une mauvaise odeur et chargée d'organismes microscopiques : elle peut alors développer des maladies endémiques.

La présence de ces matières organiques doit être rapportée, le plus souvent, au voisinage d'établissements insalubres, abandonnant des impuretés qui pénètrent par infiltration dans les eaux vives ou stagnantes des environs. Les eaux des fabriques de sucre, d'acides gras, les eaux des usines à gaz, celles des féculeries, ont donné souvent lieu à de graves maladies. Les matières organiques qu'elles renferment, non-seulement absorbent l'oxygène dissous dans l'eau, mais réduisent les sulfates en sulfures et en se putréfiant produisent de l'acide sulfurique qui réagit sur ces sels pour en dégager de l'hydrogène sulfuré.

Ainsi, ce qui dans l'eau naturelle constitue sa salubrité, c'est-à-dire sa minéralisation par l'acide carbonique, la rendant sapide, piquante et dissolvantt les éléments terreux, est une cause d'insalubrité dans les eaux viciées par l'industrie ou l'agriculture.

Les eaux des féculeries contenant jusqu'à 7 p. c. de matières albuminoïdes, déposent, dans les courants qui les reçoivent, des masses de conferves blanchâtres et gluants, qui font périr les plantes et les mollusques placés sur leur parcours. On doit les détourner de ces courants pour les répandre à surface drainée, où l'air, l'argile et les matières organiques en décomposition peuvent les retenir et les absorber.

Mais la négligence des autorités locales est telle (pour ne pas dire leur ignorance) qu'elles n'y songent même pas. D'ailleurs il y a un préjugé qui s'y oppose : c'est qu'il faut laisser l'industrie libre... de nuire.

Les eaux non aérées sont impropres à entretenir la respiration et par conséquent la vie des animaux aquatiques.

Il n'en est pas de même pour les animaux à respiration aérienne, par conséquent, pour nous. La suspension de l'air dans l'eau tient souvent à leurs impuretés. Il suffit que l'eau soit chargée d'acide carbonique pour être potable. Cependant en l'aérant on la rend plus légère.

D'après Girardin, on ne trouve jamais d'oxygène dissous dans les eaux souterraines (puits artésiens) si on prend la précaution de les recueillir avant leur arrivée au contact de l'air.

Une eau pour être potable doit contenir de o gr. 13 à o gr. 5o de matières salines par litre. D'après Boussingault et Chossat, toute substance saline qui aura son représentant dans l'économie, doit devenir par cela même utile, sinon nécessaire ; toute substance, au contraire, qui ne sera pas propre à entrer dans la composition de nos tissus, sera inutile et quelquefois dangereuse.

Lorsqu'une eau douce vient à se troubler sous l'influence d'une élévation graduelle de température, c'est qu'elle était saturée de carbonate de chaux dissous à la faveur d'un excès d'acide carbonique, que la chaleur chasse à l'état de gaz.

On ne saurait prétendre que ces eaux sont impotables puisque le carbonate de chaux dissous par l'acide carbonique est un élément de nutrition de nos tissus.

Ce sont les sels calcaires et magnésiens qui coagulent le savon ordinaire, en transformant, par double décomposition, les acides gras en savons insolubles à base de chaux et de magnésie.

Enfin, c'est particulièrement le sulfate de chaux qui empêche la cuisson des légumes en contractant avec leurs matières albuminoïdes un genre de combinaison qui les durcit et les protège contre l'action délayante de l'eau chaude.

Composition · l'eau potable. — La composition des eaux douces varie d'après leur origine. Les eaux de pluie, ne contenant pas des substances minérales fixes, peuvent remplacer l'eau distillée dans les laboratoires lorsqu'elles sont recueillies avec soin. Elles renferment seulement tous les éléments qu'elles rencontrent dans l'atmosphère pendant leur chute : c'est pourquoi l'analyse chimique y signale de l'oxygène, de l'azote, de l'acide carbonique, du carbonate et de l'azotate d'ammoniaque, de l'iode, sous une forme indéterminée, et enfin des poussières atmosphériques.

On ne saurait dire que ces eaux soient insalubres; les marins reconnaissent, au contraire, dans l'eau des orages des qualités bienfaisantes dues probablement à ces principes.

L'eau de pluie conservée dans les citernes, a dissous sur son passage quelques sels et des matières organiques ; celles-ci la dépouillent peu à peu de l'oxygène qu'elle tient en dissolution et la rendent impotable; cependant elles n'offrent pas cet inconvénient lorsqu'elles restent au contact de l'air.

La présence de microbes ou poussières atmosphériques n'est donc pas aussi dangereuse qu'on l'a cru. Ou plutôt c'est parce que l'eau est renfermée que les infusoires s'y multiplient et la putréfient.

La composition des eaux de source varie d'après la nature des terrains qu'elles traversent. Elles sortent presque pures des terrains granitiques, tandis que les eaux des terrains de sédiment sont plus ou moins chargées de sels minéraux. Il en est de même de l'eau des puits artésiens qui arrivent, par infiltration, à former des nappes souterraines d'où elles jaillissent.

C'est-à-dire qu'il ne faut pas forer ces puits en vue d'une eau potable, mais seulement d'eaux de distribution pour les usages industriels et de voirie. Il est bon de faire comprendre cela aux administrations, afin qu'elles ne s'engagent point dans des dépenses stériles. Le véritable avantage des puits artésiens ce sont les eaux jaillissantes, mais pour cela il faut forer souvent à de grandes profondeurs, c'est-à-dire avec une dépense hors de proportion avec le rendement.

Les eaux des fleuves et des rivières dérivent des glaciers d'où elles s'échappent dans les vallées en se minéralisant d'autant plus, dans leur trajet, qu'elles deviennent plus chaudes. Elles retiennent principalement des chlorures, des carbonates, des sulfates à base de chaux, de magnésie, avec un peu de potasse, de soude, d'alumine, d'oxyde de fer et de silice, libre ou combinée. Elles reçoivent ensuite les détritus des villes et deviennent de moins en moins pures ; alors leur oxygène dissous diminue, tandis que l'acide carbonique augmente.

Comme nous l'avons dit, ce n'est pas là une raison d'impotabilité ; au contraire. Mais tous les fleuves et rivières ne sont pas dans le même cas; tous en effet ne descendent pas des montagnes, ou plutôt, à l'origine, ce sont de minces filets (l'Escaut par exemple) qui grossissent par les affluents; à ce titre ces eaux sont malsaines, quoiqu'on fasse.

Les eaux de neige, des glaciers et des lacs sont en général peu aérées.

Elles le sont quand elles tombent de haut ; mais ce qui leur manque, ce sont les principes atmos-phériques, notamment l'iode. De là les goîtres si fréquents dans les vallées des hautes montagnes.

Les eaux de puits sont plus ou moins impures; potables à 0 gr. 50 de sels minéraux, elles ne le sont plus à 1 gramme par litre.

« Les eaux *dures* ou *crues*, c'est-à-dire séléni-teuses ou calcaires, ne sont plus potables; elles coagulent fortement l'eau de savon et sont im-propres à la cuisson des légumes. »

Nous ajouterons qu'elles sont anti-économiques, puisque la plus grande partie du savon de lavage est perdue.

Les eaux à base de sulfate de chaux sont préci-pitées, notamment par le chlorure de baryum et par l'oxalate d'ammoniaque, mais elles ne se troublent pas à l'ébullition et ne font pas virer au violet la teinture de bois de campêche, caractères que possèdent au contraire les eaux calcaires, c'est-à-dire à bi-carbonate de chaux; de plus, ces dernières précipitent assez abondamment à l'eau de chaux, qui ramène tout l'acide carbonique à l'état de carbonate de chaux insoluble.

LE SOL.

Le sol exerce une grande influence sur les êtres vivants, tant végétaux qu'animaux. C'est de là que vient leur tempérament proprement dit : tantôt mou, tantôt ferme, selon la nature du *substratum*. On peut donc dire : « Tel terrain, telle plante, ou tel animal. » Cela est également vrai pour l'homme. Voyez les habitants des pays schisteux, ils sont comme schisteux eux-mêmes : maigres, secs, plutôt bilieux que sanguins. Les habitants des pays bas et humides sont, au contraire, lymphatiques, infiltrés, bouffis. Il y a entre le Liégeois et le Hollandais une différence énorme sous ce rapport. On comprend que cela influe sur les malades et doit déterminer le traitement. Le médecin doit, avant tout, s'attacher à l'étude géologique de la localité où il pratique. Que d'erreurs il évitera ainsi ! Les maladies, quoique identiques par leur forme, diffèrent essentiellement par leur nature. Telle pneumonie qui dans les pays élevés exige l'emploi de déplétions sanguines, dans les pays bas veut les controstimulants, les stimulants et les antipériodiques. Les systèmes en médecine ne seraient pas nés si on avait eu égard aux circonstances locales. Du moins ils auraient fait moins de victimes.

La dosimétrie est venue aplanir le terrain, en faisant voir que dans toute maladie aiguë il y a plutôt asthénie que sthénie. C'est comme une place forte assiégée qui épuise ses munitions et finit par devoir se rendre, quelque soit le courage de ses défenseurs, si elle n'est pas secourue à temps. Les maladies typhoïdes s'y développent et font cesser le combat faute de combattants.

Il est vrai qu'avec la vieille allopathie stimuler n'était pas facile; c'est comme un apeptique qu'on gorge d'aliments; la réplétion ne tarde point à s'établir et on se trouve devant un autre goupe de symptômes qu'on a fait naître par un régime trop grossier. C'était également le cas des pauvres typhisés qu'on gorgeait de quinquina, de serpentaire de Virginie, de camphre, de musc, sous prétexte de relever leur forces, et qu'on faisait tomber ainsi dans l'adynamie.

Grâce à la dosimétrie on emploie les excito-moteurs ou alcaloïdes au début de toutes les maladies aiguës et on empêche ainsi la paralysie du système nerveux vaso-moteur. C'est de la physiologie expérimentale sous forme thérapeutique.

Quand le sol est constamment froid et humide, non-seulement les végétaux pourrissent, mais les animaux, c'est-à-dire que des cryptogames ou des microzoaires se développent et envahissent les macrocosmes. C'est ainsi qu'à Bar-sur-Seine feu le docteur Fontaine avait observé presque constamment des épidémies d'angine couenneuse ou diphtéritique et leur opposait avec succés le parisiticide par excellence : le *sulfure de calcium*, granulé.

Comme ce serait une grande erreur d'y voir des angines inflammatoires !

Dans les pays d'alluvion, où il existe une couche profonde d'humus, on observe constamment des épidémies de fièvres intermittentes, dues également à des productions parasitaires et qu'il faut combattre par l'arséniate ou l'hydro-ferro-cyanate de quinine. Que ces parasites viennent du sol et sont entraînés dans l'atmosphère par des vapeurs marécageuses, nul doute. Bien avant les recherches de MM. Pasteur et Davaine sur les microbes de la putréfaction, du charbon, de la gangrène, un médecin américain avait fait une expérience concluante. Il prit de la terre prise dans un terrain marécageux et en remplit des caisses de fer blanc qu'il souda hermétiquement. Ces caisses furent transportées à des hauteurs où les fièvres intermittentes n'atteignent jamais, et ouvertes dans une chambre où l'on fit coucher deux individus sains. Ils ne tardèrent point à être pris dé fièvre intermittente.

Dans les polders ou terres d'alluvion de l'Escaut, les habitants, comme les animaux, sont sujets à la cachexie palustre. Cette cachexie se déclare souvent sous forme de fièvres larvées, mais si on ne s'y prend à temps, hommes et bêtes succombent. C'est en plein pays marécageux, dans le nord de Bruges, que Broussais, alors médecin militaire, a pratiqué et que l'idée lui est venue de sa médecine dite physiologique. La chose n'a rien d'étonnant en soi : Broussais se trouvait en présence de malades *quininisés* outre mesure, avec une langue blanche, rouge sur les bords, le foie et la rate engorgés. La fièvre survenant, elle prenait nécessairement une forme ataxique. Ne rien faire était peut-être ce qu'il y avait de mieux à cette époque où l'on ne connaissait que la grossière allopathie. Aujourd'hui on a la strychnine, la quassine, les arséniates; mais encore faut-il les employer; or, certains allopathes, maintenant qu'ils n'ont plus Broussais sur les bras et qu'ils n'ont rien à craindre des homœopathes, en sont revenus aux fortes doses de sulfate de quinine, comme à leur cheval de bataille. (C'est plutôt le coursier de la mort si énergiquement peint par Holbein.)

Dans nos nombreuses pérégrinations médicales, passant rapidement d'un climat dans un autre, nous nous sommes souvent senti prostré, sans énergie, grelottant malgré la température élevée; chaque fois nous nous sommes tiré d'affaire avec notre pharmacie de poche dosimétrique. Est-il étonnant que nous ayons une foi entière dans ces médicaments ou plutôt n'est-ce point de la reconnaissance?

De toutes les maladies les plus graves — comme étant insidieuses — ce sont les fièvres larvées. Le *Répertoire universel de médecine dosimétrique* en a cité de nombreux exemples. Règle générale, quand une fièvre se déclare spontanément, s'il y a dans le voisinage des éléments marécageux, le médecin doit immédiatement donner les alcaloïdes défervescents : strychnine, aconitine, vératrine, quinine. Étant averti, il y a à le faire un véritable devoir d'humanité et une responsabilité morale. Nous citerons ici un exemple. Une haute individualité habitant une contrée marécageuse, souffrait depuis longtemps d'une affection du cœur, suite de chagrins mais en même temps d'émanations palustres. C'était une dégénérescence graisseuse plutôt qu'une hypertrophie véritable. Une nuit, son médecin ordinaire est appelé et trouve la malade anxieuse, presque sans pouls, la face pâle et dans l'impossibilité de se réchauffer. Le docteur eut recours aux stimulants diffusibles, aux rubéfiants, aux réchauffants. Le lendemain, au matin, il trouve la malade assise dans son fauteuil, la face riante, quoique abattue, et de cette pâleur propre aux anémiques. Il crut l'accès passé; mais la nuit d'après, presque à la même heure, un nouvel accès cardiaque eut lieu, et emporta la malade en peu d'heures. Nous le demandons, si ce docteur avait été tant soi peu dosimètre, cela serait-il arrivé? Et ces pneumonies qui laissent des intervalles entre leurs redoublements et qui se terminent par la mort faute d'avoir été coupées, ne sont-ce pas des fièvres larvées?

Loin d'accuser nos confrères, nous voulons faire notre propre *mea culpâ*. En 1825, étant interne à l'hôpital civil de Gand, on vint nous appeler pour un individu du voisinage qu'on nous dit frappé d'apoplexie. C'était au fort du Broussaïsme et la saignée de l'artère temporale était alors à la mode. Nous accourûmes, mon compagnon et moi, sans même ôter notre tablier, et muni de notre lancettier. L'occasion était belle : l'individu était en plein coma, la face vultueuse, la respiration stertoreuse ; résolution musculaire générale, sans paralysie. Nous pratiquâmes une *bonne* artério-tomie et fîmes appliquer des sinapismes aux pieds et à la nuque. Le médecin de la famille, qui était également notre professeur de clinique, étant arrivé quelques instants après, ne put qu'assister à l'agonie du malade, qui mourut dans la soirée. Le lendemain, à sa leçon, notre digne maître nous fit une admonestation paternelle. « Vous auriez dû, nous dit-il, ne pas être aussi pressés et attendre mon arrivée. Je vous aurais fait remarquer qu'il y avait un état larvé plutôt qu'une apoplexie, ainsi que l'indiquait la mollesse du pouls et la résolution musculaire. Mais que cela vous serve de leçon. »

Elle nous profita en effet, car dans notre pratique, nous avons toujours été sobre de déplétions sanguines ; à tel point que souvent nous encourions des reproches des assistants. Nous finissons cet article en disant à nos jeunes confrères : « Strychninisez vos malades et saignez-les le moins possible. »

DE L'AIR.

Si l'eau exerce une grande influence sur la santé, selon qu'elle est pure ou impure ou contient des principes assimilables ou non, il en est de même de l'air qui est notre milieu respiratoire, comme l'eau celui des poissons. « Tel air tel sang » a dit Ramazzini ; le médecin doit donc chercher à bien connaître sa constitution et l'influence que ses parties constituantes ou adventives peuvent exercer sur la santé : c'est ce que nous allons faire connaître en peu de mots.

La composition de l'air est constante ; cependant ses deux éléments : l'oxygène et l'azote varient légèrement d'après les altitudes : ainsi la proportion ordinaire est, en volume, 20,81 oxygène ; 77,19 azote. En poids : 23,01 oxygène ; 76,99 azote. D'après M. Babinet, les proportions sur 100 parties d'air sont, en volume : au niveau de la mer 21 ; à 2,000 mètres, 20,46 ; à 6,000 mètres, 19,42 ; à 10,000 mètres, 18,42. Ainsi c'est aux bords de la mer que l'air est le plus salubre. En s'élevant sur les hauteurs on est gêné, haletant, parce que la pression barométrique a diminué ainsi que l'oxygène. De là les avantages de l'air comprimé dans les maladies de poitrine. Il existe maintenant dans toutes les villes d'Eaux des établissements à air comprimé, mais on comprend que ce n'est là qu'un moyen auxiliaire, et qu'il faut augmenter, avant tout, la densité du sang, ainsi que son avidité pour l'oxygène. C'est ce qu'on obtient avec les granules d'acide arsénieux et d'arséniate de strychnine, qui sont si utiles dans les phtisies parce qu'ils n'occasionnent aucune irritation.

Ces granules ont un autre effet, celui d'augmenter la production d'électricité dans les organes, principalement dans les systèmes nerveux et musculaires. Il n'est pas prouvé que la quantité d'osone ne soit augmentée également, puisque l'osone, à proprement parler, c'est de l'oxygène électrisé. Ce sont là les deux excitants vitaux les plus importants, et qui, quand ils viennent à faire défaut, jettent le corps dans l'alanguissement ou l'adynamie. De là l'immense importance de l'emploi de l'arséniate de strychnine, tant dans l'état de santé que dans l'état de maladie. On a déjà vu que c'est sur ces deux agents vitaux que nous avons fondé notre système de longévité.

L'air influe encore sur nous par sa sécheresse et son humidité : un air complètement sec est irrespirable parce qu'il irrite les poumons. Voilà pourquoi il faut éviter d'envoyer les poitrinaires dans des pays secs et élevés. Un air brumeux leur convient davantage, quand il n'est pas froid. Ainsi en Angleterre, Torquay est une localité maritime où les phtisiques se trouvent à merveille. Le climat de l'Angleterre n'est pas aussi malsain qu'on l'a prétendu. Chaque fois que nous nous rendons à Londres, notre catarrhe des bronches disparaît. En Hollande, au contraire, il augmente.

—

Les pays chauds et secs donnent lieu à un excès de bile, parce que le foie est obligé de suppléer à l'insuffisance de l'action pulmonaire ; les urines sont rares et condensées ; voilà pourquoi l'emploi du sedlitz est si utile dans ces pays. Il y règne également des fièvres ataxo-adynamiques, tels que le *vomito negro*, le typhus tropical. C'est contre ces affections que les granules dosimétriques : aconitine, vératrine, hyosciamine, hydro-ferrocyanate de quinine, sont souverains (pour nous servir de l'expression vulgaire). Aussi la méthode dosimétrique a été un véritable bienfait pour ces pays.

—

Les pays froids et humides donnent lieu aux maladies de lymphatisme, aux fièvres palustres, aux rhumatismes, à cause du défaut de la transpiration cutanée. Les tempéraments sont atones et ont besoin d'être *fouettés* par la strychnine (arséniate). Quand les médecins de ces pays auront bien expérimenté la dosimétrie, ils en reconnaîtront la supériorité sur tous les autres modes de traitement. C'est ce qui commence déjà à avoir lieu.

La grande chaleur de l'air produit la chloro-anémie, parce que l'air est trop raréfié et trop sec pour la respiration et par une espèce de torpeur de tous les organes. Il y a moins d'oxygène absorbé, et moins d'acide carbonique exhalé. Nous en avons vu de nombreux exemples dans nos voyages dans le midi de la France, de l'Espagne et du Portugal. C'est donc le contraire de ce qu'on croit communément : c'est-à-dire que le sang y est plus ardent. Cela peut être relativement aux éléments récrémentitiels, tels que l'urée, l'ammoniaque ; mais de là aussi la fréquence des maladies typhoïdes et l'utilité du sedlitz. La nature donne à ces contrées les fruits rafraîchissants, mais aussi les épices pour remédier à la torpeur de l'estomac.

—

Dans les climats froids et humides prédominent les leucocythémies, à cause de la prédominance que prennent les organes chargés d'élaborer les globules blancs du sang, notamment la rate et les ganglions lymphatiques. Les arséniates y sont donc nécessaires comme agents d'hématose.

Voici un tableau des effets physiologiques d'un air chaud et sec, et d'un air froid et sec, qui permettra au médecin de régler l'acclimation de ses malades.

Air chaud et sec.	Air froid et sec.
Afflux du sang de l'intérieur à l'extérieur.	Reflux.
Dilatation des vaisseaux capillaires de la peau.	Contraction.
Accélération de la circulation capillaire périphérique.	Ralentissement.
Diminution de la sécrétion urinaire.	Augmentation.
Accélération de la respiration.	Ralentissement.
Consommatⁿ moindre d'oxygène et dégagement d'une proportion plus faible d'acide carbonique.	Plus d'oxygène absorbé et plus d'acide carbonique exhalé.
Augmentation de la sécrétion biliaire.	Diminution.
Faiblesse musculaire.	Force.
Atonie de la vie organique.	Exubérance.

On comprend qu'on peut suppléer à ces différences de climats par le régime et les moyens thérapeutiques. Ainsi dans les pays chauds on donnera la strychnine, la caféine, l'aconitine, la digitaline, afin de relever les organes internes de leur stupeur et d'empêcher la fièvre. Dans les pays froids, la quassine et les huiles animales, afin d'activer la digestion et la calorification.

—

Un air trop agité, c'est-à-dire trop battu par

les vents, est nuisible, à cause des variations brusques de température. Les vents d'est sont secs; ceux d'ouest humides ; ceux du nord froids; ceux du sud chauds. Il faut donc s'orienter en conséquence : ainsi, ne pas envoyer au nord ceux qui devraient être au sud ; ni à l'est, ceux à qui convient l'ouest. Il en est de même pour les établissements publics, auxquels il faut donner une orientation intermédiaire entre les quatre points cardinaux. Quant aux industries nuisibles, il faut les placer au côté opposé d'où viennent les régnants, afin que leurs émanations délétères ne passent point sur les habitations.

—

Il faut que le médecin, dans le choix des lieux où il envoie ses malades, se rende compte des conditions particulières des localités. Ainsi, une ville du midi peut être insalubre si elle se trouve dans le voisinage de marais.

L'électricité de l'air est en raison inverse de sa sécheresse. Ainsi pendant les ardeurs du jour l'électricité tend à s'élever dans les hautes régions, le soir elle descend vers la surface du sol où elle est neutralisée.

Les instants de la journée où la quantité d'électricité atmosphérique atteint son maximum, correspondent au maximum de saturation de l'air par la vapeur aqueuse. Il y a, par conséquent, deux maxima pour la journée : l'un de huit à neuf heures du matin, alors que le sol s'échauffant, l'évaporation devient active et l'air se sature; l'autre après le coucher du soleil, quand l'air saturé de vapeurs est sur le point de les laisser se précipiter sous l'influence du refroidissement de l'atmosphère.

Ces indications sont importantes pour le régime des convalescents, qui devront faire leurs promenades aux moments de la journée où l'air est le plus sain et le plus tonique. C'est aux abords de la mer que les effluves électriques sont les plus sensibles.

La présence de l'osone dans l'air est aujourd'hui un fait acquis à la science, et on tend généralement à le considérer comme de l'oxygène électrisé. L'osone a pour propriété essentielle de décomposer rapidement l'iodure de potassium en mettant l'iode en liberté. L'osonomètre de Schœnbein est construit d'après ce principe : c'est une bande de papier trempée dans de la colle d'amidon contenant de l'iodure de potassium, qui sous l'action de l'osone prend une teinte bleue. Le médecin fera bien d'avoir un osonomètre, car plus il y a d'osone dans l'air plus il est excitant. Dans les maladies ataxiques on constate qu'il y a peu ou pas d'osone dans l'air. C'est donc un renseignement utile.

La présence dans l'air de l'iode libre a été constatée pendant les pluies d'orage. Les plantes maritimes en dégagent en plus ou moins grande quantité. L'iode, comme le chlore, le brome, est un des grands excitants de la vitalité. Un médecin, M. Bernard, a eu l'idée de faire dégager de l'iode naissant dans l'économie. Voici sa formule, que nous donnons ici sous toutes réserves.

Iodure de sodium	0.03
Iodate de soude	0.26
Acide tartrique cristallisé	1.25
Sucre pulvérisé	3.00
Colophane pulvérisée	1.00
Térébenthine cuite	8.50

Le sel iodique est pulvérisé avec moitié de sucre et colophane, et incorporé à la moitié de la térébenthine cuite, préalablement ramollie à l'aide de la chaleur. L'acide tartrique est également pulvérisé avec l'autre moitié de sucre et de la colophane, incorporé à la seconde moitié de la térébenthine. Les deux masses sont réunies par malaxation et divisées en cent parties égales. Les pilules sont ensuite recouvertes d'une couche résineuse pour assurer leur conservation. Chaque pilule, en se dissolvant, met en présence les substances chimiques nécessaires à la production d'un centigramme d'iode.

Nous doutons que ces masses dures soient dissoutes dans le corps : un chien auquel nous en avons fait prendre, les a rendues intactes. Nous pensons que l'iodoforme remplit mieux ce but, aussi en faisons nous grand usage dans les maladies ataxiques, jusqu'à vingt et trente granules par jour, et nous en faisons mâcher quelques-uns afin de répandre autour du malade une atmosphère iodée. L'iodoforme, comme on sait, renferme jusqu'à 90 p. c. d'iode. C'est un iodure de carbone, composé de trois atomes d'iode, deux de carbone et un d'hydrogène.

L'iode à l'état naissant (comme le veut le docteur Bernard) convient mieux en frictions. On a une solution d'iodure de potassium et d'iodate de soude dans de l'eau distillée, et une autre d'acide tartrique. On étend d'abord, au moyen d'un blaireau, une couche de la première solution sur la peau et de l'étendue voulue, puis une couche de la seconde. Immédiatement la double décomposition a lieu et l'iode se dégage, et la peau prend une teinte rouge-brunâtre. On recouvre la partie de flanelle ou d'ouate. Le résultat obtenu par le badigeonnage à la teinture d'iode est identique. La question est de savoir si l'iode est absorbé.

M. Bernard propose également des bains iodiques, dont voici la formule pharmaceutique :

N° 1. Iodure de sodium et iodate
      de soude à 18°5 . . . 50 grammes.
N° 2. Iode tartrique à 25 degrés . 25 —

On opère le mélange au moment de s'en servir, dans une bouteille close ; les deux liquides incolores se troublent instantanément et dégagent l'iode reconnaissable à sa teinte caractéristique. Aussitôt après le mélange on agite le flacon par trois à quatre secousses, afin d'empêcher la précipitation de l'iode en cristaux, et on répand son contenu dans l'eau d'un bain tiède ordinaire de 250 litres, dans lequel on entre après qu'on a eu la précaution d'en agiter l'eau au moyen de la main ou d'une spatule, pendant les dix premières minutes, si l'on veut éviter que l'iode, qui est une substance peu soluble et étant seulement à l'état de suspension, ne se précipite après sur le corps. Le bain iodé peut se prendre dans les baignoires ordinaires de cuivre étamé, non garnies de linge ou fond de bain. Il faut avoir soin de ne conserver aucun bijou. La température du bain doit être de 33 degrés (270° R.).

M. le docteur Huguet, à Paris, a fondé un établissement électro-thérapique où il fait inspirer aux malades de l'osone qu'il fabrique de toutes pièces, au moyen de ses appareils. C'est une grande ressource dans les maladies de langueur. Mais nous revenons à nos moutons, c'est-à-dire que, à défaut de ces moyens externes, on a la ressource de l'iodoforme et de l'arséniate de strychnine, administrés dosimétriquement.

Les altérations de l'air proviennent en grande partie du sol ; tels sont les produits d'industrie, les poussières minérales, végétales, animales, les gaz irrespirables se dégageant du sol : ammoniaque, hydrogène carboné, sulfuré, phosphoré. L'ammoniaque existe presque toujours à l'état de combinaison avec les acides sulfhydrique, chlorhydrique, carbonique, acétique, et provient des matières animales et végétales en putréfaction (fosses d'aisances, égouts, écuries, étables). Le médecin de campagne aura à lutter souvent contre l'incurie des administrations. La vase des marais laisse dégager de l'hydrogène. L'hydrogène sulfuré résulte de la décomposition de certains végétaux : choux, laitues, crucifères, qu'on abandonne sur la voie publique. L'hydrogène phosphoré résulte de la décomposition des matières animales. Dans les cimetières, il forme ce qu'on a nommé les *feux follets*. Ces gaz sont préjudiciables à la santé publique, et c'est au médecin à signaler le danger aux administrations. Enfin, vient la grande famille des microbes, sur laquelle l'attention des savants est appelée en ce moment. (Voir notre *Traité d'anatomie*, article *Microcosme*.)

—

Après ces considérations générales nous allons dire un mot des principales stations auxquelles on a l'habitude d'envoyer les malades. Nous les diviserons en *stations maritimes* et *stations des montagnes*.

Stations maritimes. — Elles sont toujours favorables parce que les conditions de l'air comme pureté, comme composition chimique, comme état excito-moteur ou biocratique, sont les plus complètes.

Les stations de l'Océan et de la Méditerranée peuvent ainsi se venir mutuellement en aide, dans ce sens qu'après avoir commencé la cure sur la première (l'Océan) on peut la compléter sur l'autre (la Méditerranée). Nous renvoyons à notre livre : *A la mer, ou conseils pour la santé.*

Les stations sur l'Océan les plus visitées sont celles des côtes nord de France et de Belgique. On doit chercher de préférence les plages égales, sans galets, et à dunes profondes, parce que la température y est généralement plus égale. Mais souvent c'est le plaisir qui détermine le choix ; il serait donc difficile d'aller à l'encontre de ce dernier. D'ailleurs il s'agit d'un séjour fort court : six semaines, deux mois.

Il faut excepter de cette durée trop courte, les stations maritimes de l'Océan situées à l'ouest de la France et de l'Espagne, telles qu'Arcachon, Biarritz, Saint-Sébastien, et qui doivent à leur climat tempéré de pouvoir retenir plus longtemps les valétudinaires. Parmi ces stations Arcachon est sans doute la plus privilégiée. Située à quatre kilomètres de Bordeaux, elle est entourée de forêts de pins qui rendent l'air fort sain et tonique. Cette station convient surtout aux personnes d'une constitution délicate et anémique.

Les stations de la Méditerrannée servent au contraire à passer l'hiver ; il importe donc de bien les choisir. Nous signalerons ici celles que nous avons visitées et dont nous pouvons donner un jugement personnel.

NICE (Alpes-Maritimes). — Situation délicieuse et bien abritée par la montagne à laquelle elle est adossée. Elle reçoit le vent de la mer en plein midi. Le vent de la montagne qui se fait sentir le soir force de ne pas s'attarder trop longtemps. La température y est douce et n'excède guère l'été 22°5. Voici les relevés faits de 1806 à 1859.

Comme moyenne, pour l'année	. .	16°3
Id.	Id.	l'été . . .	22°5
Id.	id.	l'automne .	17°5
Id.	id.	l'hiver. . .	0°0
Id.	id.	le printemps.	13°4

On voit que cette température convient aux personnes d'une constitution délicate. Les rhumatisants doivent se garder de l'air du soir. L'état hygrométrique de l'air y est également favorable : ni trop sec, ni trop humide. L'air est généralement pur et renouvelé en temps voulu par des orages, qui ne sont jamais persistants. Ajoutons que de délicieuses villas forment autant de nids où l'on peut braver ce qu'on serait tenté de nommer les *aquilons*. Les poitrinaires s'y trouvent bien l'hiver, jusqu'à fin printemps. Les médecins feront bien d'y faire usage du traitement dosimétrique, indiqué à l'article phtisie. Il est certain que c'est là où ce traitement présente le plus de conditions de réussite.

HYÈRES (Var). — C'est la plus méridionale des stations échelonnées au pied des Alpes-Maritimes et de la branche transversale de l'Apennin, mais aussi la plus exposée. Les vents régnants sont :

Hiver : Nord, nord-est, sud et nord-ouest.
Printemps : Est, sud-est, nord-est.
Été : Sud, sud-est, sud-ouest et quelquefois nord-ouest.
Automne : Sud, est, ouest et nord-est.

On voit par là que la brise des Alpes y souffle presque en permanence. Le nord-ouest ou mistral s'y fait vivement sentir. La température, l'été, s'élève à 25° c. et 30° au soleil. L'air est sec ; les pluies n'ont lieu d'ordinaire qu'en octobre et novembre. Ce séjour ne convient donc point aux poitrinaires. Il va mieux aux individus épuisés par les excès et les plaisirs, aux dyspeptiques, à ceux qui souffrent d'une atonie gastro-intestinale. Il est bien entendu que le traitement médical doit marcher de concert avec les conditions climatériques, car on ne guérit pas sans médicaments, comme on ne vit pas sans aliments. Il faut se rendre à Hyères après la saison des pluies, c'est-à-dire à partir de décembre, pour s'en aller au printemps, ou fin avril, au plus tard.

CANNES (Var). — On peut nommer cette station l'Eldorado des convalescents. On sait que c'est lord Brougham qui l'a mise en vogue. Il y retrouva la vigueur qu'il avait perdue dans ses luttes politiques. Le sol est sablonneux, formé de roches porphyrétiques, de micachistes et de granits; il n'y a donc pas d'émanations du sol à craindre. Le pays est boisé de pins qui répandent dans l'air leurs émanations balsamiques, aussi n'est-il pas rare d'y voir se sécher des cavernes pulmonaires. La température maxima est plus élevée qu'à Nice, mais mitigée par les brises du golfe Juan. Voici les températures moyennes relevées pendant quatorze ans par le docteur Sève.

Pour l'année.	. . . .	16°3
Id. l'hiver .	. . . .	10°2
Id. le printemps.	. . . . . .	17°9
Id. l'été.	. . . .	32.3
Id. l'automne.	. . . .	13°9

Comme à Nice, il faut se garder des change-ments brusques de température du soir.

Il n'y a pas d'eaux stagnantes dans le bassin de Cannes; les miasmes n'y sont donc pas à craindre. Les pluies qui tombent aux équinoxes ne durent que peu de temps, quelques heures, et presque aussitôt après le sol est suffisamment sec pour permettre la promenade. Le climat de Cannes convient aux anémiques, aux lymphatiques, aux esprits fatigués, moralement et physiquement. Le séjour est comme à Nice, mais moins mondain.

MENTON (Alpes-Maritimes). — Situation délicieuse, bien disposée et abritée, voyant fleurir l'oranger toute l'année; nul séjour n'est plus favorable aux malades. Le bassin de Menton est ouvert au midi et protégé du nord par les Alpes. Les vents régnants sont ceux de l'est, du sud-est et du sud-ouest. La température est donc douce pendant la saison froide, et d'une fraîcheur agréable l'été. Sous tous ces rapports le climat de Menton convient aux phtisiques, surtout dans la forme éréthique. Mais toujours à la condition d'un traitement dosimétrique. On peut rester à Menton toute l'année.

ALGER. — Cette ville s'étend sur le versant septentrional du Sahel, une des dépendances de l'Atlas, par conséquent sur des terrains schisteux et sablonneux, qui la rendent indemne des miasmes. La végétation est celle du midi de la France et de l'Espagne, mais plus vigoureuse; l'air embaumé, au printemps, fait croire qu'on se trouve au milieu d'une ruche à miel. La température est constante, comme le montre le relevé suivant, fait pendant 22 ans.

Pour l'année,	la moyenne .	.	10·17
Id. l'hiver,	id.	. .	13·84
Id. le printemps,	id.	. .	19·78
Id. l'été,	id.	. .	25·43
Id. l'automne,	id.	. .	17 67

Comme toutes les plages de la Méditerranée, les vents du soir sont forts vifs, surtout sur les hauteurs. Il y a deux saisons : l'une pluvieuse, de novembre à avril; l'autre sèche, de mai à octobre inclusivement. Les pluies sont de courte durée, ordinairement cinq à six jours; les brouillards rares et peu denses. L'air vif, stimulant ; aussi ne convient-il point aux maladies aiguës, mais plutôt aux maladies chroniques. Au bas du versant sur lequel s'étage Alger, il y a des terrains d'alluvion qui donnent lieu aux fièvres intermittentes, contre lesquelles il faut se garantir par l'usage presque constant de l'arséniate ou de l'hydro-ferro-cyanate de quinine. Il faut y aller de novembre à mai.

Stations des montagnes. — Il ne s'agit pas ici de ces sommets du globe, qui semblent comme entassés par la main des géants, mais des *versants* proprement dits, où l'air est assez condensé pour être respiré facilement et assez pur pour ne donner lieu à aucune émanation dangereuse, le sol étant sec, schisteux et à inclinaison plus ou moins rapide. Par contre, les vallées qui se trouvent au pied, sont insalubres et donnent lieu au goître, au lymphatisme, comme cela se remarque dans le Valais. C'est donc entre les deux que se trouve la limite exacte qui sépare la santé de la maladie.

PAU. (Basses-Pyrénées). — Cette station est

saine parce qu'elle est très ouverte, comme un vaste amphithéâtre. Le Gave qui serpente à travers les campagnes y répand la fraîcheur et la fertilité. Nulle station n'est plus agréable, aussi est-elle recherchée par les Anglais qui vont s'y défaire de leur spleen insulaire. La ville de Pau est bâtie sur une éminence à 205 mètres au-dessus du niveau de la mer ; l'air y donc très salubre.

Sur les hauteurs qui l'entourent croissent l'oranger, l'olivier, l'aloès ; plus bas le chêne-liége, le chêne vert étale ses robustes rameaux. La vigne est en fleur à la fin de mai. Les moyennes de température sont :

Pour l'année	13°39
Id. l'hiver	7°06
Id. le printemps	16°00
Id. l'été	21°07
Id. l'automne	9°27

On ne saurait donc dire qu'il y a des hivers, cependant, à cause des vents qui soufflent des Pyrénées, le froid y est quelquefois assez vif, au point de faire descendre le thermomètre au-dessous de zéro : 6, 7, 8° c.

Les habitants sont robustes, on dirait des Tartares Calmoucks. Les *cagots* ont presque entièrement disparu. Les *cagots* étaient une espèce de parias répandus au moyen-âge dans le voisinage des Pyrénées, et qui présentaient les caractères les plus hideux de la scrofulose. Mais si les scrofules n'y existent point, par contre il y a les rhumatismes, dus aux variations de la température. En somme, le climat de Pau est vivifiant et convient aux individus épuisés par les excès. Les eaux minérales des Basses-Pyrénées, à base sulfureuse, telles que les Eaux-Bonnes, les Eaux-Chaudes, sont propres à dissiper les obstructions du foie et de la rate. Quant à la réputation qu'on leur a faite pour la phtisie, il faut se rappeler ces paroles du docteur Pidoux, l'homme des Eaux-Bonnes : « La médecine doit être modeste devant la phtisie. Ce sont plutôt les Eaux arséniatées de la Bourboule et de Saint-Honoré qui conviennent. » (Voir *Eaux minérales.*)

AMÉLIE-LES-BAINS (Pyrénées orientales). — Charmante station bien abritée, température douce, convenant parfaitement aux poitrinaires, avec les précautions voulues contre les variations du soir — comme au reste dans tous les pays de montagnes. Les Eaux thermales d'Amélie-les-Bains contribuent à cette salubrité. (Voir *Eaux minérales.*)

Les Vosges offrent également des stations montagneuses très réputées, entre autres Contrexéville.

Enfin du côté du versant français des Alpes, ou la Savoie, on a Aix-les-Bains, station très ancienne puisqu'elle date du temps des Romains, et dont les sources thermales sulfureures et alumineuses conviennent aux dermatoses, aux engorgements des viscères (foie, rate, etc.).

Ceci nous conduit en Suisse, pays plutôt de touristes que de valétudinaires. Cependant on y fait la *cure de petit lait*, soit en bains, soit en boisson. Ce liquide, dont la saveur est douce, balsamique et un peu sucrée, dispose favorablement l'appareil gastro-intestinal, calme l'irritabilité du système nerveux et jouit d'un certain degré de puissance nutritive, sans fatiguer les organes de la digestion. C'est le matin que les malades boivent le petit lait ; habituellement sept ou huit verres. Ils ont presque immédiatement une diarrhée séreuse, sans coliques ni tenesmes, qui se fait sentir après le troisième ou le quatrième verre. Cette action est facilement calmée par un potage à la farine. Si, au bout de quelques jours, il survient un peu d'embarras des voies digestives, que dénoncent l'état pâteux de la bouche, la blancheur de la langue et une légère tension du ventre, un purgatif doux, tels que la rhubarbe ou la crème de tartre, ajouté au premier verre de petit lait, fait disparaître cet inconvénient. La cure du petit lait est efficace contre les affections chroniques de la poitrine ; toutefois il faut faire la part du climat et de la saison. Le canton d'Appenzell est, en effet, un des mieux abrités de la Suisse, et on y jouit, en été, d'une température égale et douce. Heiden, Goetem, Henrischsbad et Weisbad sont les stations où l'on se rend le plus habituellement. Les cantons d'Unterwald, de Zoug, de Soleure, du Righi, à cause de leur altitude conviennent moins. Ces derniers cantons sont plutôt propices aux scrofuleux (1).

Nous ferons remarquer à ce sujet la différence qui existe entre la phtisie et la scrofulose : la première de nature lymphatico-nerveuse, la seconde de nature lymphatico-caséeuse. Quoiqu'il en soit, l'air, l'eau et le sol ne sont que des adjuvants, et exigent une thérapeutique appropriée (voir médication antiscrofuleuses et antituberculeuse). En fait de stations on comprend que chacun prêche un peu pour sa chapelle ; ainsi quand un médecin sérieux vient dire que le séjour en Suisse est bon contre les varices aux jambes, nous sommes tenté de lui répondre : « Vous êtes orfévre, M. Josse. »

N'iront pas en Suisse ceux qui sont atteints de maladies du cœur et des gros vaisseaux, les phtisiques à forme aiguë, les rhumatisants, etc.

Descendons maintenant vers l'Italie. Hélas ! ce beau pays est bien déchu de son antique renommée. Nous qui l'avons parcouru au point de vue médical, nous pouvons dire que c'est une sirène qui en a les charmes mais aussi les dangers. Dans

(1) On a établi depuis quelques années des stations hivernales, entre autres à Montreux.

la haute Italie, ce sont les rhumatismes, les pneumonies, les pleurésies qui sont les maladies prédominantes; dans les plaines les maladies palustres, à cause du mauvais régime des eaux. Dans les riches campagnes de la Lombardie, où l'on cultive le riz, le maïs, on ne voit que maladies de misère physiologique, surtout la tuberculose, dont les hôpitaux sont remplis. Loin de recevoir des malades, ces pays devraient en exporter.

Dans la basse Italie règne la malaria, qui a fait dire à Casimir Delavigne :

> ... C'est la mort qu'ici vous respirez.
> Quand Rome s'endormit, de débauche abattue,
> Elle laissa dans l'air ce poison qui vous tue.
> Il infecte les lieux qu'elle a déshonorés.
>
> Messéniennes, *La Sybille*.

Ce qui veut dire que ces pays seraient susceptibles d'être assainis par le drainage, le reboisement, en un mot par une bonne administration. Garibaldi, qu'on fait passer d'ordinaire pour un socialiste, avait des idées très justes à cet égard. Si au lieu de porter la blouse il eût endossé une casaque dorée sur les coutures, et au lieu du bonnet phrygien le chapeau à claque, et eût fait voir une poitrine chamarrée de croix, il est probable qu'on l'eût écouté.

Nous nous souvenons de l'impression que nous

a faite Venise « la belle », avec ses lagunes plus qu'odorantes, ses ruelles sans air et sans lumière, sa population hâve, chloro-anémique, n'ayant plus même la force de mendier. Elle se laisse mourir inconsciemment.

Que dire de Naples et ses aspects si riants, qu'on croirait à une féerie? Hélas! ne vous y engagez pas si vous ne voulez être assailli de la fièvre campanienne. Et cependant malgré toutes ces misères c'est un beau pays, dont on subit malgré soi les enchantements. Mais pour y aller, ayez une bonne santé et une bourse bien garnie.

Les stations les plus recommandables sont Pouzzolle, dans la baie de Naples; Mori, s'il n'était si voisin de Naples, serait plus fréquenté. On dit « voir Naples et mourir »; il faut traduire : « Après Naples voir Mori. »

Mentionnons, en Portugal, le climat de l'Algarve, mais surtout sa station, si enviée des Anglais, de Madère.

> Know 'st thou the island where these marvels meet;
> The peerless isle with all earth's treasures strow?
> Know's thou the Ocean flower so softly sweet?
> Oh, surely, 'tis Madeira isle alone.
>
> HUGHES, *The Ocean flower*.

Connais-tu l'île où se trouvent ces merveilles; cette perle des îles contenant tous les trésors de la terre? Connais tu cette fleur de l'Océan aux parfums si doux? Oh! ce ne peut être que l'Ile de Madère?

Cependant le climat est moins tempéré que dans les stations de la Méditerranée, puisque l'été la température s'élève jusqu'à 29°40 c. C'est donc au printemps seulement qu'il faut s'y rendre. Funchal, la capitale de l'ile, est au centre d'un vaste hémicycle, qu'on ne saurait mieux comparer qu'à Naples, avec son golfe resplendissant de soleil, que sillonnent de nombreux navires, car Madère est un point de relâche. Seulement, c'est bien loin pour nous Européens.

Voici un tableau qui ferait croire que Funchal, après Alger, est la plus privilégiée des stations, au point de vue des phtisiques.

Funchal.	1 phtisique sur 24 décès.
Lisbonne	1 — 10 —
Stockholm	1 — 16 —
Berlin	1 — 15 —
Vienne	1 — 11 —
Munich	1 — 10 —
Londres.	1 — 5 —
Paris.	1 — 5 —
Marseille	1 — 4 —
Genève	1 — 6 —
Naples	1 — 8 —
Rome	1 — 20 —
Alger (selon Gaillon).	1 — 25 —

Cette statistique prouve que la phtisie est moins en raison des climats, que des situations sociales. Ainsi de Londres, de Paris, de Marseille, on peut dire : « Luxe et misère. » Cela résume tout.

En Espagne, il faut nommer parmi les stations les plus salubres, Valence, comparable à Nice et à Hyères, Alicante, Malaga dont un poète du crû a dit :

> Malaga la Hechiera
> La del éternal primavera
> La que bana dulce el mar
> Entre jasmin y azabar.

Malaga la séductrice, ville au printemps éternel, par la mer doucement baignée, d'oranges, de jasmins parfumée.

Nous ne parlerons pas de Séville, qui est un vrai four l'été et où règnent les maladies typhoïdes ; de Cadix où meurent les valétudinaires à cause de l'inconstance du climat. — Par contre il y a les îles Baléares, où les phthisiques pourraient chercher un refuge, si la distance n'était aussi grande. Car c'est là la pierre d'achoppement.

Nous ne parlerons de l'Égypte que pour mémoire. L'hiver, les touristes anglais se rendent dans la haute Égypte, dont Thèbes et Assouan sont les deux stations principales. Mais il faut vider le terrain vers la mi-mars au plus tard.

Nous pensons que nos confrères nous sauront

gré de leur avoir donné ces renseignements, que nous avons puisés, en partie dans nos notes de voyage, en partie dans le livre du docteur L. Gigot-Suard : « *Des climats sous le rapport hygiénique et médical, guide pratique dans les régions du globe propices à la guérison des maladies chroniques.* » (Paris, Ballière et fils, 1862.)

Nous terminerons par une remarque : c'est que les maladies chroniques deviendront de moins en moins fréquentes à mesure que s'étendra le champ de la thérapeutique dosimétrique.

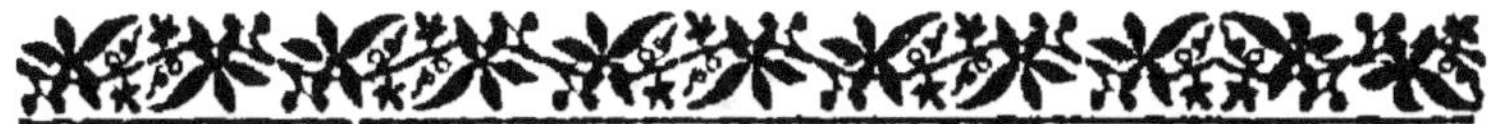

DE LA DIÈTE

DANS LES MALADIES.

M. Bouchardat, dans son *Formulaire*, parle longuement de la diète et de ses avantages dans les maladies aiguës. Il s'appuie sur les aphorismes d'Hippocrate ; mais le père de la médecine n'ayant presque pas de moyens d'action, était obligé de s'en rapporter à la diététique. Or, la fièvre, comme le feu, cesse faute d'aliments, c'est-à-dire après avoir tout détruit.

Aujourd'hui que nous avons les alcaloïdes défervescents, qui empêchent la fièvre, on peut dire que la diète — à moins les cas particuliers où l'estomac lui-même est le siège de la lésion — n'a plus de raison d'être.

Dans notre service de chirurgie à l'hôpital civil de Gand, aucun blessé ou opéré n'était soumis à la diète, ils n'étaient pas obligés de garder le lit et pouvaient aller respirer l'air du dehors. Autrefois ces individus (on ne saurait dire ces malades) eussent été tenus à une diète de quelques semaines et eussent couru de ce chef les plus grands dangers.

M. Bouchardat en convient lui-même, car il cite une page du *Traité de pathologie* de Requin où cet auteur dit : « Tâche extrêmement importante ; mission des plus difficiles à remplir dans chaque cas particulier ; sans doute les fébricitants doivent être mis à la diète, comme on dit, mais il est aussi nuisible que facile d'appliquer toujours cette règle dans le sens abusif que l'usage vulgaire y a prêté, et de prescrire non pas des rè   s appropriées aux circonstances, mais une . stinence absolue et banale. L'inanition est un danger qu'il faut craindre autant et même plus que l'excès de nourriture. »

Cela est surtout vrai chez les enfants. Dernièrement j'étais appelé en consultation pour un enfant atteint d'entérite — à ce que disait le médecin traitant. Tout en admettant ce diagnostic, je fis observer au confrère que les symptômes existants, notamment la faiblesse et la somnolence, provenaient de l'inanition ; et pour le prouver, je fis approcher une cuillerée de bouillon à la semoule des lèvres de la petite malade, qui l'avala avec avidité. La question était résolue, et il ne fut plus question d'entérite. — Je cite ce fait parce que des faits analogues se produisent chaque jour. Les médecins pèchent généralement par excès de précautions.

Un accès de fièvre aiguë est une fatigue énorme, qui exige, par conséquent, une réparation immédiate. On peut dire que la diète — l'accès passé — prépare un accès nouveau. Il faut donc couper au plus court de la fièvre, afin de pouvoir sustenter le malade le plus vite possible.

Dans les maladies chroniques, les besoins du corps se restreignent insensiblement, et il faut diminuer la nourriture dans la même proportion, mais on peut encore, dans ce cas, retarder la consomption par les médicaments dits *compensateurs*, c'est-à-dire qui diminuent la désassimillation, et par conséquent la consomption.

Parmi ces médicaments nous plaçons en première ligne la caféine et ses sels (citrate, arséniate), puis les alcaloïdes défervescents : aconitine, vératrine, etc.

N'est-ce pas chose pitoyable de voir brûler un pauvre typhisé sans qu'on fasse rien pour lui venir en aide? Un médecin expectant, aussi prodigue d'explications que sobre de médicaments, répondait à une de ses malades, alitée depuis six semaines pour une fièvre typhoïde et qui lui demandait quand elle serait guérie : « Il en est de votre maladie comme de la couvaison de l'œuf : il faut le temps. » A quoi la pauvre malade repartit : « Mais, M. le docteur, il arrive que les œufs se gâtent et je sens que je me gâte aussi intérieurement. » En effet, la fièvre ayant marché *libre-*

ment, avait *gâté* le poumon : la malade expectorait des crachats typhiques.

Voilà où conduit l'expectation en médecine : à enrichir le domaine de l'anatomie pathologique. On verse ainsi dans un cercle vicieux : les malades ne peuvent manger parce qu'ils ont l'estomac malade, et l'estomac est malade parce qu'on l'a laissé trop longtemps sans nourriture.

Voici ce que dit Hippocrate dans ses aphorismes relatifs aux maladies aiguës : « Au début des maladies aiguës, il arrive que les uns prennent des aliments le jour même et quand le mal a déjà commencé; les autres en prennent le lendemain; d'autres mangent la première bouillie venue; d'autres enfin, mangent du *cycéon* (préparation de consistance bouillie, faite avec du vin, de la farine, de l'orge grillée, du miel, de l'eau et du fromage). Il vaudrait mieux, sans doute, avoir suivi un autre régime que de s'être ainsi alimenté. *Cependant il résultera beaucoup moins de mal d'un écart de régime commis à ce moment de la maladie, que si après avoir fait une abstinence rigoureuse pendant les deux autres premiers jours, on se mettait à prendre des aliments le quatrième ou le cinquième jour.* Le mal serait encore plus grand si, l'abstinence ayant été prolongée pendant les quatre ou cinq premiers jours, on mangeait dans les jours suivants, avant que la maladie ne fût venue à maturité. Évidemment de telles erreurs de régime causent la mort à la plupart des malades, à moins que l'affection ne soit excessivement bénigne ; mais les fautes du début ne sont jamais aussi irréparables. Il est beaucoup plus facile d'y remédier. »

C'est-à-dire qu'il est beaucoup moins dangereux de laisser un malade à son régime habituel — en consultant toutefois ses aptitudes — que de suspendre ce régime brusquement.

J'ai cité au commencement de ce *Guide* l'exemple d'un blessé atteint d'une fracture grave de l'avant-bras qui a nécessité la résection des fragments du cubitus, et qui n'a pas gardé un seul instant le lit. La fièvre a été prévenue par la vératrine, et l'alimentation n'a pas dû être suspendue. Un autre cas récent s'est présenté : un jeune matelot qui a eu la main droite écrasée et auquel il a fallu amputer l'avant-bras. L'opéré, d'un tempérament lymphatique, s'est obstiné à garder le lit, sans prendre de nourriture. Il a eu une fièvre traumatique assez violente qu'il a fallu abattre par de fortes doses d'aconitine et de vératrine. S'il eut mangé de prime abord cela ne serait pas arrivé.

Dans la guerre américaine, les blessés du Nord n'ont jamais été soumis à la diète et la mortalité fut très faible. Ceux du Sud, au contraire, étaient traités par la faim : la plupart succombèrent. En Crimée, les Anglais eurent peu de morts, parce que le régime des ambulances était abondant, tandis que dans les campements français la mortalité fut relativement fort grande pour le motif contraire.

En un mot, un blessé est un individu qu'il faut empêcher de devenir un malade. Il en est de même, jusqu'à un certain point, d'un fiévreux. La dosimétrie aura donc eu cet immense résultat, de diminuer la longueur des maladies aiguës et par conséquent de la convalescence.

DU

RÉGIME DES NOUVEAU-NÉS.

NULLE question n'est plus importante parce que, en même temps que physique, elle est morale. L'espèce de sans-gêne avec lequel on abandonne l'enfant à une mercenaire, est une grande cause de relâchement des devoirs de la mère; indépendamment qu'on donne ainsi lieu à des maternités plus réitérées que de raison. Sous ce rapport J.-J. Rousseau a eu raison de s'élever contre ce qu'il nommait des mauvaises mères. Il est vrai que lui-même a été un détestable père, puisque vivant avec une concubine, il envoya ses enfants à l'hospice.

Les médecins se font trop souvent les complaisants de la grand' mère, en faisant croire à la jeune mère qu'elle est trop faible pour nourrir son enfant. Il est vrai que la plupart du temps ils ne font rien pour combattre cette faiblesse, soit acquise, soit constitutionnelle. Nous disons acquise ou constitutionnelle, parce que faute de comprendre les devoirs de la maternité, on n'a pas le courage de s'y préparer loin du monde. Souvent, jusqu'à la fin de leur grossesse les jeunes femmes mènent une vie dissipée. C'est là contre que les moralistes doivent s'élever. Quant au médecin, son métier n'est pas de prêcher; il peut et il doit ordonner ce que nous avons nommé l'*entraînement puerpéral*. Les forces de la mère étant ainsi doublées, elle sera en état de nourrir son enfant.

A cet égard, il faut ne pas perdre de vue que le lait de femme étant très substantiel (du moins avec un bon entraînement), il ne faut pas le faire servir de boisson, mais, au contraire, régler les heures du sein, et, dans l'intervalle, donner à boire à l'enfant, sans relâcher les intestins. A cet effet, on lui donnera une infusion à froid de café pas trop brûlé.

Rien de plus simple. On prend un entonnoir en verre, dont on remplit hermétiquement le goulot d'ouate fine, on met ensuite dans l'entonnoir environ une cuillerée à bouche de poudre de café et on verse dessus un grand verre d'eau parfaitement pure. Le café, en filtrant lentement à travers l'ouate, abandonne ses parties grasses ou empyreumatiques, et on a ainsi un liquide clair, aromatisé, qu'on édulcore avec un peu de sucre blanc, et on en donne une cuillerée à café toutes les demi-heures. Cette boisson, tonique, désaltère et rafraîchit le nouveau-né, et on n'a pas l'ennui de l'entendre crier sans cesse. Il est également moins assoupi. On cessera de donner l'infusé à partir de la soirée, et on le remplacera par du lait coupé, de préférence celui de la mère.

La mère, à son tour, aura soin de se rafraîchir en prenant tous les matins une cuillerée à café de Sedlitz Numa Chanteaud, dans un demi-verre d'eau ou dans un peu de café noir.

On prétendra que nous sommes partisan du café plus que de raison ; mais nous ferons observer que le café vaut mieux que sa réputation. C'est un aliment complet et, de plus, un aliment compensateur. La femme est donc mieux nourrie sans manger davantage, et par conséquent moins sujette aux indigestions. Elle conserve ainsi la fraîcheur d'une bonne nourrice.

Règle générale, il faut attendre, pour donner de la nourriture solide aux enfants, que les premières dents aient apparu, parce que c'est un signe que l'estomac peut digérer pour son propre compte. Avant cette époque, ce qu'on donne à l'enfant, en dehors du lait, s'aigrit et produit des selles diarrhéiques, verdâtres, signe de gastro-entérite. On voit alors l'enfant maigrir et prendre cet aspect de vieillard qui dénote l'obstruction des ganglions mésentériques.

L'énorme mortalité des enfants en bas-âge indique un régime défectueux.

Il faut traiter le nouveau-né de la manière dont la fable nous apprend qu'Achille fut élevé : c'est-à-dire n'avoir pas peur de le laver à l'eau froide. On commencera avec de l'eau dégourdie, dont on abaissera graduellement la température.

L'enfant doit être laissé libre de ses mouvements, et on le placera le jour dans une corbeille, réservant le berceau pour la nuit. Il faut le tenir éveillé autant que possible le jour, afin qu'il dorme la nuit. Il faut, de bonne heure, exercer ses sens. Les enfants ne sont, souvent, stupides que parce qu'on les a laissés trop dormir. Que dire de la conduite coupable de certaines nourrices de donner à leurs nourrissons du sirop de pavot blanc pour n'avoir point à s'en occuper ? Les convulsions, avec congestion cérébrale, sont la conséquence de cet empoisonnement que la loi doit punir sévèrement.

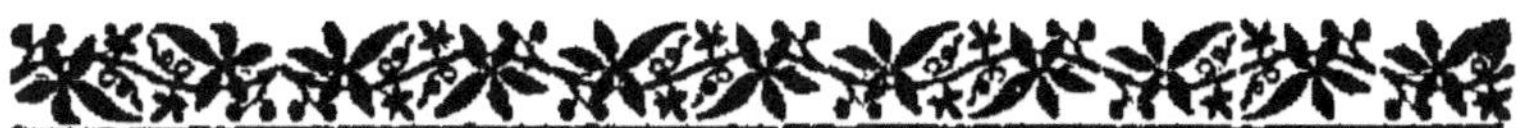

MÉDICAMENTATION DOSIMÉTRIQUE

DES ENFANTS.

—

MALADIES AIGUES.

C'est une grande erreur de croire que les maladies aiguës des enfants n'exigent presque pas de médicaments : il en faut, au contraire, d'autant plus que ces maladies ont une marche rapide, quelquefois foudroyante. Nous concevons cependant l'abstention de beaucoup de médecins dans ces cas, en présence de la grossièreté des médicaments allopathiques. Il n'en est plus de même avec les médicaments dosimétriques.

West, dans ses *Leçons sur les maladies des enfants*, ouvrage devenu classique, dit : « La soustraction du sang, l'usage des vomitifs et des purgatifs, l'emploi des antiphlogistiques et l'administration des calmants sont les principales armes avec lesquelles nous nous efforçons de lutter contre les progrès des maladies aiguës des enfants. »

Quant aux soustractions sanguines, le médecin anglais en fait ressortir les dangers et presque toujours l'inutilité : 1° Il faut se rappeler que les grandes pertes de sang sont moins bien supportées par les enfants que par les adultes ; que si la syncope se produit, ses effets ne disparaissent pas aussi rapidement et qu'elle laisse une dépression beaucoup plus durable ; 2° que l'ébranlement produit par de larges pertes de sang ne se traduit pas seulement par la syncope, mais encore, assez souvent, par l'apparition de convulsions ; et celles-ci sont facilement provoquées, surtout quand il existe déjà un trouble considérable du système nerveux. Ce trouble dépendît-il d'une congestion cérébrale pour le traitement de laquelle la saignée était indiquée... Il y a plusieurs années, un enfant de 10 mois m'était amené avec des symptômes de congestion cérébrale : tête chaude, fontanelle bombée, peau brûlante, soubresauts de tendons des bras et des jambes. Je fis appliquer des sangsues, qui coulèrent bien ; mais les convulsions que nous espérions devoir prévenir, apparurent pendant l'écoulement même du sang ; l'enfant tomba brusquement dans un coma, dont il ne sortit pas complètement et mourut. »

C'est dans ces cas que la caféine, l'aconitine, voire même la brucine, réussissent à merveille. Il suffit d'un granule toutes les demi-heures pour voir presque aussitôt la fièvre tomber. Cela est surtout vrai quand il y a une fièvre éruptive sous roche.

West est grand partisan de calomel associé à l'opium. Nous pensons qu'il y a là un danger, non seulement quant à la congestion cérébrale, mais quant à l'entérite. On verse ainsi dans un cercle vicieux, faute de pouvoir distinguer le mal naturel du mal artificiel.

Le calomel contient souvent du bi-chlorure de mercure et on le falsifie avec les carbonates de plomb et de chaux, des sulfates de chaux, de baryte. C'est donc un remède sujet à caution. Quant à la phlogistication du sang qui peut réclamer l'emploi de ce moyen, nous observerons qu'elle n'a pas lieu quand on emploie à temps les alcaloïdes défervescents.

Les mêmes remarques s'appliquent au tartre émétique et au sulfate de cuivre, dont on a tant de tendance à abuser dans les maladies aiguës des premières voies : « J'aurais à vous exposer la disposition qu'a le poumon au collapsus dans le premier âge, quand à une puissance inspiratrice faible se trouve jointe une sécrétion abondante dans les bronches. Dans cette condition, le tissu pulmonaire tend par sa propre élasticité à chasser l'air des vésicules, et, si la force musculaire est tombée au-dessous d'un certain degré, les efforts du petit malade sont insuffisants à les dilater et, par degrés, une partie de plus en plus considérable du poumon devient dense, privée d'air et aussi inutile à la respiration que si elle avait été solidifiée par l'inflammation ou la compression d'un liquide. Il faut avoir ce danger présent à l'esprit dans les affections pulmonaires de la première enfance et le traitement doit se régler autant sur la vigueur des forces vitales du malade que sur la gravité présente de la maladie (West, *loc. cit.*). Ces remarques sont fort justes et doivent engager les praticiens à se montrer sobres d'émétique ; d'autant que rien n'est plus facile que d'y suppléer par l'émétine combinée avec la brucine, un granule de chaque toutes les demi-heures, dans une cuillerée à café d'eau sucrée. »

L'opium en substance a le grand inconvénient de congestionner la tête et de déterminer des convulsions. La codéine, la narcéine ne présentent point ce danger. West est partisan des injections sous-cutanées de morphine et dit qu'elles peuvent rendre service dans les douleurs très vives menaçant de tourner en convulsions. « J'ai vu les injections sous-cutanées de morphine rendre aux petits malades des services très réels dans les cas où il y avait douleur vive et alors même qu'elle dépendait d'une lésion organique. Ainsi elles soulagent et font même disparaître pendant plusieurs heures la douleur quelquefois si poignante que détermine la coxalgie, soit dans le genou, soit dans un point quelconque du membre inférieur.

Il en est de même de la névralgie symptomatique en ceinture qui s'observe dans le mal de Pott. Le soulagement qui résulte de cette petite opération dans ce cas et d'autres analogues, est si prompt, si sensible que les enfants, qui pourraient craindre la piqûre de l'aiguille, réclament une nouvelle injection quand les effets produits par les précédentes sont épuisés. »

La proportion employée par West est de o.3o chlorhydrate de morphine pour 3o grammes d'eau, à raison de 5 à 1o gouttes. Il est plus facile de dissoudre un granule au demi-milligramme dans une faible quantité d'eau, pour s'en servir comme dans la vaccination.

L'hyosciamine calme les spasmes aigus, notamment la photophobie dans l'ophthalmie scrofuleuse. West emploie la teinture de jusquiame, très incertaine et difficile à doser. Il recommande également l'acide cyanhydrique et l'éther chlorique, en une dissolution de chloroforme dans l'alcool. Ces moyens sont inconstants et même dangereux. On peut battre du chloroforme dans du lait ou du blanc d'œuf, de manière à le faire prendre en petites vésicules ou bulles. Ce moyen nous a souvent réussi.

Nous considérons ces moyens généralement comme dangereux parce qu'ils relâchent le système nerveux et dépriment la circulation, sans faire cesser d'une manière constante la douleur de l'agitation. On peut cependant y recourir dans les convulsions tétaniformes, telles que le spasme de la glotte, mais elles ne conviennent pas dans les convulsions cloniques où les chlorure et cyanure de zinc sont mieux indiqués.

Voilà pour les calmants les plus généraux. Il en résulte que les médicaments dosimétriques sont les seuls qu'on puisse faire prendre facilement et avantageusement aux enfants. On sait combien ces petits malades regimbent contre les potions. On trouve que c'est souvent méchanceté de leur part, mais ils pourraient invoquer ces vers du bon Lafontaine :

> « Cet animal est bien méchant,
> Quand on l'attaque il se défend. »

N'a-t-on pas été jusqu'à imaginer une cuillère abaisse-langue, au moyen de laquelle on fait avaler à l'enfant de force, au risque de lancer le liquide dans la glotte.

TRAITEMENT DE LA FIÈVRE CHEZ L'ENFANT.

L'enfant est très enclin à la fièvre et celle-ci est d'autant plus violente que la vitalité est plus profondément atteinte. Loin de constituer un état de force ou sthénie, c'est au contraire une cause de débilitation ou asthénie.

Règle générale, quand la chaleur monte rapidement à 40, 41, 42°, c., il faut arriver de suite aux alcaloïdes défervescents : aconitine, vératine, hydro-ferro cyanate de quinine, selon la nature de la fièvre : continue, remittente ou intermittente. On donnera donc dans la période de chaleur un granule tous les quarts d'heures ou toutes les demi-heures, jusqu'à ce que le thermomètre n'indique plus que 38° c., qui est à peu près la normale chez l'enfant. C'est la *dominante* du traitement. Quant à la *variante*, elle dépendra des symptômes : spasme ou douleur.

L'émétine est indiquée quand il faut évacuer, dégager les voies respiratoires ou digestives On procède graduellement, c'est-à-dire un ou deux granules toutes les demi-heures, jusqu'à effet.

Fièvre typhoïde. — La fièvre typhoïde, chez les enfants, a généralement une forme bénigne. Cependant on aurait tort de la laisser marcher.

Il faut donner le sedlitz Numa Chanteaud : un quart ou un demi-cuillerée dans un peu d'eau ou de tisane, tant que les matières restent diarrhéiques, grisâtres ou d'un jaune d'ocre. On donnera ensuite l'aconitine et l'hyosciamine pour faire cesser le tord de l'intestin et la quinine (hydro-ferro-cyanate) pour combattre les rémittences de la fièvre : un granule de chaque toutes les demi-heures. D'ordinaire la fièvre cesse dans les vingt-quatre heures.

Dans la forme typhoïde grave, il faut recourir à la brucine, indépendamment des moyens ci-dessus. C'est parce qu'on abandonne cette fièvre à elle-même qu'elle parcourt des stades ou septenaires qui la rendent souvent mortelle.

« Dans le cours de la seconde semaine — dit West — le malade tombe, en général, dans une profonde stupeur, état qui, dans bien des cas, alterne avec le délire. Quelquefois il y a de la divagation presque dès le commencement de la maladie ; dans d'autres, le délire n'est que passager ; ces symptômes dénotent une méningite, effet et non cause de la maladie. »

Enfin il y a des convulsions, suivies de paralysie et de mort. Preuve combien il est important d'agir.

Quant au traitement, West indique les émissions sanguines au début, et dans les cas benins l'expectation. Dans les cas graves, les stimulants. Il insiste beaucoup sur l'eau-de-vie, les acides, les éthers, le camphre. Voici une de ses recettes :

N° 39. Acide chlorhydrique dilué.   1,90 gram.
       Esprit d'éther composé. .   1,00 —
       Sirop de coquelicots . . .   18,00 —
       Eau camphrée saturée . .   100,00 —
Une cuillerée à soupe toutes les six heures.

On comprend qu'avec un traitement aussi incendiaire la convalescence soit longue, à cause de la gastro-entérite qui en est la conséquence. West en convient lui-même : « La convalescence est quelquefois extrêmement difficile ; la maladie (lisez : le traitement) laisse l'enfant non seulement extrêmement faible et émacié, mais avec un très grand affaiblissement des voies digestives. » Quelquefois le malade s'en ressent toute sa vie.

Fièvre intermittente. — Cette fièvre prend souvent chez l'enfant une forme larvée, surtout méningo-encéphalique. Il faut donc y opposer, *immédiatement*, la quinine (sulfate, arséniate, hydro-ferro-cyanate) à doses fractionnées et non allopathiques, qui ne font le plus souvent qu'entretenir la fièvre.

Fièvres éruptives : variole, rougeole, scarlatine. — Ces maladies sont surtout dangereuses à cause de la fièvre et des complications gastro-encéphaliques. Il faut, dès le début, instituer le lavage intestinal par le Sedlitz Numa Chanteaud, et immédiatement après donner l'aconitine et la vératrine, tant que la chaleur reste élevée (41°, 42° c.), puis la quinine (arséniate, hydro-ferro-cyanate) dans sa forme d'accès. Dans la période de suppuration on aura recours aux salicylates. On oindra les éruptions avec la glycérine camphrée, afin qu'elles ne laissent point de traces. Dans la convalescence on donnera du vin d'Oporto vieux. Le quinquina ne fait que tanner l'intestin et retarder la digestion.

Le même traitement doit être institué dans les autres fièvres éruptives. Dans la scarlatine angineuse maligne on badigeonnera la gorge avec un pinceau ou un tampon chargé d'acide citrique (de préférence à l'acide chlorhydrique) et on donnera le sulfure de calcium, comme dans la diphthérie (voir cette dernière). Les symptômes de paralysie seront combattus par la brucine ou la strychnine.

Diphtéries : nasale, pharyngienne, laryngée, broncho-pneumonique. — Ces maladies sont essentiellement parasitaires, par conséquent contagieuses. Il faut donc instituer ici la *dominante* ou le traitement de la cause, et la *variante* ou le traitement des effets. La première consistera *invariablement* dans l'emploi du sulfure de calcium : un ou deux granules toutes les demi-heures, jusqu'à saturation du corps, c'est-à-dire que les excrétions répandent une odeur d'hydrogène sulfuré. On détruira les fausses membranes à mesure qu'elles se produisent par le badigeonnage à l'acide citrique, et on en favorisera le rejet par l'émétine, de préférence à l'émétique. Si la prostration est grande et qu'il y ait des phénomènes de paralysie, on aura recours à la brucine et même à la strychnine : un granules toutes les demi-heures.

Comme variante on donnera l'hyosciamine, la codéine, l'iodoforme, pour calmer les symptômes nerveux. Enfin la fièvre erratique sera combattue par la quinine (arséniate, hydro-ferro-cyanate).

La trachéotomie doit être instituée en temps, c'est-à-dire avant la lipothymie.

Toutes ces affections doivent leur gravité à la temporisation. Il y a des diphthéries d'emblée qu'il faut attaquer *ipso facto*.

Voici ce que dit West quant au traitement du croup.

« Dans aucune maladie l'adoption prompte d'un traitement approprié n'est nullement plus importante que dans le croup, puisqu'il n'en est pas où les médicaments cessent plus vite d'être d'une application utile. Même dans les cas où on ne fait que craindre une attaque et où il existe du catarrhe avec une toux légèrement retentissante, telle que celle qui indique souvent le début du croup, le malade doit être surveillé très attentivement et visité, non seulement le jour, mais tard dans la soirée ; et on apportera la plus grande attention au caractère de la respiration pendant le sommeil, ainsi que pendant l'état de veille. L'enfant devra, tout d'abord, être placé dans un bain chaud et tenu au lit, à une diète légère, et prendre l'émétique et l'ipéca, suivis de quelque douce médication saline contenant des doses légèrement nauséeuses de vin d'antimoine. (Suivent les règles d'hygiène quant à l'air ambiant.)

« Si la maladie se montre avec violence, la soustraction du sang et le tartre stibié constituent deux moyens dans lesquels vous devez placer votre confiance... La saignée de la jugulaire est préférable à la saignée du bras. »

On voit que West est encore sous l'influence de la vieille médecine. Que dire des 100 grammes de sang tirés à un enfant de 1 à 3 ans, ou des 200 grammes pour un enfant de 6 à 10 mois? Il n'est nullement étonnant que tant d'enfants succombent. Mais la maladie a bon dos.

West se rapproche du vrai traitement par la recette suivante :

Bicarbonate de potasse.	2.60	grammes,
Acide citrique.	1.30	—
Vin émétique.	5.50	—
Vin d'ipéca	4.28	—
Sirop de limon	12.00	—
Eau.	71.00	—

M. s. a. Une cuillerée à dessert toutes les 3 à 4 heures.

Le bicarbonate de potasse fait ici, jusqu'à un certain point, l'office de sulfure de calcium. Nous tenons le traitement dosimétrique comme préférable. West a raison de tenir le médecin en garde contre le calomel.

Coqueluche. — En tant que maladie parasitaire contagieuse, la coqueluche exige le même traitement que les diphthéries, mais moins actif. C'est-à-dire le sulfure de calcium, trois à quatre granules par jour ; les gargarismes au jus de citron ; la quinine (arséniate ou hydro-ferro-cyanate), huit à dix granules par jour ; la codéine et l'iodoforme contre les accès de toux.

West recommande beaucoup l'acide cyanhydrique dans ces cas, le déclarant inoffensif. Ce qui n'empêche qu'il cite des cas de véritable sidération nerveuse. (Voir *Manuel des maladies des enfants.*)

Sidérations nerveuses. — La délicatesse du tissu cérébral chez les enfants les rend impressionnables au moindre ébranlement. C'est ainsi que beaucoup d'enfants présentent des symptômes d'insolation quand on les laisse courir la tête nue au soleil. Cependant nous blâmons l'usage du bonnet, mais il faut les garantir à l'air sous un ample chapeau de paille ou une capeline.

Ces insolations sont caractérisées par la somnolence et la lenteur du pouls. Il faut les combattre, non par les déplétions sanguines, mais par la caféine (citrate ou arséniate), deux à trois granules toutes les demi-heures, jusqu'à ce que l'enfant puisse se tenir éveillé. Si la chaleur de la tête augmente, on la dissipera par des lotions d'eau sédative.

Congestions cérébrales. — A moins de causes

externes ces congestions sont rarement directes, mais réflexes, surtout suites de constipation, stase abdominale, affections vermineuses, etc. Il faut donc les combattre par les dérivatifs : lavements purgatifs doux, vermifuges, etc. Ce serait une erreur de faire des déplétions sanguines dans ces cas. Que si la réaction se produit et fait craindre la méningite, on donnera l'aconitine, la vératrine, comme nous l'avons dit plus haut.

West fait observer avec raison qu'il y a des troubles qui ressemblent à la congestion : ce sont des fièvres larvées. On se guidera d'après la thermcmétrie. Ainsi les variations brusques de la température animale sont un indice certain pour l'administration de l'hydro-ferro-cyanate de quinine. Il ne faut pas perdre un instant, car un deuxième accès peut être mortel.

Hémorrhagies cérébrales, apoplexies. — Elles sont rares chez l'enfant, hors celles qui se rattachent à la tuberculose cérébrale (voir cette dernière). On comprend que la maladie est sans remède et qu'il faut se borner aux palliatifs.

Inflammations. — Ces affections se distinguent par la rapidité de leur marche et les symptômes nerveux intercurrents. La marche de ces inflammations est donc rarement franche : ce sont plutôt des pyrexies qu'il faut combattre par les alcaloïdes : aconitine, vératrine, quinine, et les révulsifs

Méningite congestive. — Elle est caractérisée, au début, par une impressionnalité nerveuse extraordinaire ; l'enfant tressaille au moindre bruit et se tient la tête cachée dans l'oreiller ou le sein de la mère. Il est brûlant, surtout à la tête ; souvent il y a des symptômes réflexes. Le pouls, qui est plutôt petit que fort, ne permet point les déplétions sanguines. On attaquera le mal par les alcaloïdes : aconitine, vératrine, caféine, hydro-ferro cyanate de quinine, comme nous l'avons dit plus haut.

Méningite tuberculeuse. — Elle se rattache à la phtisiose, quoique le plus souvent les tubercules manquent. Il faut cependant la traiter comme telle, par les arséniates, l'iodoforme, la codéine, contre l'irritation pulmonaire,

Otite interne. — Elle est dangereuse à cause de son extension au cervelet. Il faut la combattre activement par les alcaloïdes défervescents et calmants, les dérivatifs, les purgatifs salins, etc.

Ophthalmie aiguë. — Elle entraîne rapidement la fonte de l'œil et peut également s'étendre au cervelet. — Même traitement.

Myélite. — Elle peut être simple ou tuberculeuse. Le traitement est le même que pour la méningite et l'encéphalite. Les symptômes prédominants sont ceux de sensibilité tactile et de contractilité involontaire ou réflexe. C'est à à la myélite que se rattache le tétanos infantile.

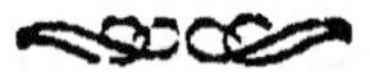

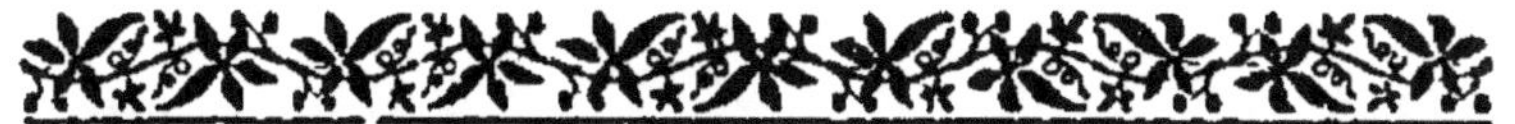

MÉMORIAL

DE

THÉRAPEUTIQUE DOSIMÉTRIQUE.

EN composant ce Mémorial, nous avons cherché à y introduire autant d'ordre que possible, afin que le médecin ait un guide sûr. Ainsi nous avons précisé la nature des maladies, leur siège, leur marche, leur terminaison, en y adaptant, chaque fois, le traitement le plus simple et le plus rationnel, ce qui ne peut se faire qu'avec les préparations simples de la dosimétrie. — Les formules complexes ont l'inconvénient d'embrouiller le traitement, au point de n'y plus voir clair, et de ne pouvoir distinguer le mal naturel, c'est-à-dire la maladie, du mal du remède. C'est là le motif de l'abstention de beaucoup de médecins, qui s'en tiennent à des soins purement diététiques.

Nous avons reproduit les *confessions* de MM. Bouchardat et West. La dosimétrie ne pouvait avoir de meilleurs défenseurs. L'allopatie étant ainsi jugée, il faut bien en venir à une méthode rationnelle ; aussi nous pensons que tout médecin consciencieux se ralliera à la méthode que nous avons proposée et qu'un grand nombre ont adopté en dépit de la résistance de l'École. Nous pensons que sous peu la dosimétrie sera pratiquée partout. A la simplicité, cette méthode joint la sécurité et la rapidité : c'est le *tuto, c*   et *jucunde* de Celse. Avec elle il n'y a jamais   tâtonnements : un symptôme étant donné, on y oppose immédiatement le remède, non d'une manière empirique, comme on fait souvent en allopathie, mais d'une manière raisonnée, physiologique. Comme nous l'avons dit, avec les médicaments dosimétriques on peut faire la pierre de touche, de manière à rectifier le diagnostic et par conséquent le traitement — comme les artilleurs rectifient le tir de leurs pièces. On ne contestera pas que ce ne soit là un grand avantage. La médecine (c'est-à-dire la thérapeutique, car en dehors de cette dernière la médecine est, comme l'a fort bien dit le docteur A. Latour, « une inutile histoire naturelle ») devient ainsi un art de précision. Si on ne guérit pas toutes les maladies, c'est que toutes ne sont pas susceptibles de l'être, c'est-à-dire que de dynamiques qu'elles étaient au début, elles sont devenues organiques.

Mais le champ de ces dernières se rétrécira à mesure qu'on comprendra mieux la jugulation des maladies aiguës. — Qui oserait dire que les affections typhoïdes ont encore les mêmes caractères qu'autrefois ? — La maladie n'est plus une fatalité, comme le croyaient les anciens, c'est-à-dire qu'une fois déclarée elle doive suivre son cours naturel. Cette stratégie — si stratégie il y a — des *Fabius Cunctator* de l'ancienne École, est condamnée ; le moment de la responsabilité médicale devant l'opinion publique est venu. Quand un malade sera mort sans qu'on n'ait rien fait pour le sauver (sinon de l'expectation), l'opinion aura le droit de dire « qu'on l'a laissé mourir ». Si depuis vingt-cinq ans nous luttons pour la médecine *active*, c'est que nous en comprenons toute l'importance. On n'a pas été pendant cinquante ans dans une carrière pour venir faire un stérile *mea culpâ*. « Nous aussi (comme disait Rabelais) nous nous sommes traîné péniblement dans la classique ornière. » Mais, comme le célèbre Vernage, « nous ne nous sommes pas retiré, étant las de deviner » ; nous avons voulu voir clair, non « à grand renfort de bésicles » mais avec des médicaments quintescenciés, c'est-à-dire dosimétriques. Tout en respectant les opinions raisonnables, nous avons fermé l'oreille aux absurdités qui se débitaient autour de nous, et opposé l'indifférence aux injures dont nous étions l'objet. Si tous les honnêtes gens méprisaient la calomnie, les Basiles en seraient pour les frais de leurs sourdes menées. Il est vrai qu'après cinquante années de services nous nous sommes retiré volontairement, non dans un repos indigne (malgré l'assertion du poëte : *Otium cum dignitate*), mais dans la lutte contre l'erreur. Voir le mal et ne rien faire pour le combattre est une insigne lâcheté. D'ailleurs la lutte c'est la vie, le repos, c'est le commencement de la mort. Affaire de tempérament ; le mien est d'aller de l'avant. Quand je ne serai plus, on reconnaîtra l'honnêteté de mes intentions. En attendant le moment suprême, je continuerai à faire mon devoir ; ma devise est : « Fais ce que dois, arrive que pourra. » Or, ce qui arrivera n'est pas douteux : ce sera comme dans toute lutte de la vérité contre l'erreur. Si le vrai est nécessaire, c'est surtout en médecine. « Etre ou ne pas être » — *Be or not to be* — voilà son alternative, c'est-à-dire que si elle ne fait rien, on n'y croira plus et on se confiera aux charlatans. Mais il n'en sera pas cette fois comme avec l'homœopathie, c'est-à-dire cette tentive de ramener dans l'art de guérir les augures de l'ancienne Rome ; si ceux-ci riaient entre eux de la crédulité du peuple, c'est que dans les choses sacrées l'absurde est sûr d'être admis (*credo quia absurdum*) ; mais en médecine il faut des faits ; or, du moment où l'on rejette la fatalité, il faut bien qu'on s'attache à vaincre ce qui peut être vaincu, à arrêter ce qui peut être arrêté, c'est-à-dire les maladies à leur début.

Tel est le principe qui a présidé à la rédaction du présent Mémorial de thérapeutique dosimétrique.

A tous mes confrères je dis : « Remember. » Ressouvenez-vous.

A

Accouchement laborieux ou arrêté. — 1° Par étroitesse du bassin : secours obstétricaux.

2° Par spasme du col utérin : hyosciamine, un ou deux granules de quart d'heure en quart d'heure.

3° Par inertie de la matrice : strychnine (sulfate), un granu'e de quart d'heure en quart d'heure.

4° Par ces deux causes à la fois : strychnine et hyosciamine, un granule de chaque tous les quarts d'heure.

Nota. — C'est à l'accoucheur à bien s'ass r de ces diverses causes. Souvent les médicaments dosimétriques lui serviront de guide dans ces cas.

Acné. — Maladie de la peau, due à l'inflammation des follicules sébacées, sous forme de pustules miliaires, de tubercules, de taches couperosées. Émollients, acupuncture, et à l'intérieur vératrine, cinq à six granules par jour. S'il existe une diathèse particulière il faut l'attaquer (voir les divers traitements dosimétriques suivant la diathèse).

Adénite. — Inflammation des ganglions lymphatiques.

1° *Constitutionnelle,* se rattachant à une leucocythose ou une scrofulose (voir ces mots) et exigeant un traitement constitutionnel.

2° *Acquise*, dépendant d'un virus : syphilis, vaccin, farcin (voir ces mots) ; exige le traitement de ces causes.

Adhérences. — Union anormale des tissus, résultant de plaies, brûlures, inflammations adhésives. Celles de l'iris ou synéchies, seront évitées par l'atropine ou l'hyosciamine (voir *Ophthalmie*).

Adynamie. — On désigne sous ce nom tout épuisement de la vitalité par des pertes excessives, des fièvres, des inflammations graves (voir ces mots). Il faut distinguer l'adynamie vraie de l'adynamie fausse ; cette dernière étant plutôt une oppression qu'une perte des forces vitales. De là, d'interminables discussions en médecine. L'adynamie vraie exige l'emploi de la strychnine et un régime tonique. L'adynamie fausse est souvent levée par la saignée, comme dans la pneumonie. Au reste, les médicaments dosimétriques serviront ici de pierre de touche.

Age critique (ou Ménopause). — Cet âge n'a pas d'époque fixe ; il dépend des climats, des personnes, de l'état des parties sexuelles, notamment des ovaires. Dans les pays chauds les règles étant précoces, leur disparition l'est également. Les personnes d'un tempérament sanguin sont réglées plus longtemps que celles d'un tempérament lymphatique. — Les affections des ovaires suspendent les règles avec l'ovolution ou ponte. Il faut préparer la femme à cette crise naturelle, par une bonne hygiène et l'emploi journalier du Sedlitz Numa Chanteaud, afin d'entretenir la fraîcheur du sang et d'éviter les congestions internes.

Aigreurs (voir *Pyrosis*). — Un des symptômes de la gastrite (voir cette dernière). Morphine et bismuth, un granule de chaque toutes les demi-heures.

Albuminurie. — S'entend de la perte de l'albumine du sang ou *analbuminose*, et la présence d'albumine dans les urines et les liquides séreux ou d'épanchement. Cette maladie existe à l'état aigu, ou à l'état chronique. Dans le premier cas, elle est la conséquence de fièvres ou d'inflammations graves (voir ces mots) ; il faut la combattre par les reconstituants, tel qu'un régime albuminoïde et salin, les arséniates, la strychnine, les ferrugineux, cinq à six granules par jour. Dans sa forme chronique, l'albuminurie se rattache à une maladie des reins (maladie de Bright). — Voir *Médication anti-albuminurique.*

Alcoolisme *(delirium tremens)*. — On entend par là l'imprégnation alcoolique des tissus, avec tremblements involontaires, vive agitation et délire, sans que le malade soit privé de connaissance. La face est rouge, les yeux brillants, le pouls développé quoique dépressible, les mouvements du cœur violents, avec insomnie. Il faut calmer cet état d'excitation par la strychnine, l'aconitine et la digitaline, un granule de chaque toutes les demi-heures, jusqu'à sédation. On profitera de cette occasion pour faire perdre au malade sa mauvaise habitude.

Aliénation mentale. — Cet état est souvent voisin du précédent, puisque les excès de boissons alcooliques conduisent à la perte de la raison. Mais il y a des troubles des facultés mentales *sine materia*, ou psychiques, de même qu'il y a des troubles physiologiques sans lésion d'organes. Les premiers sont donc du ressort de la médecine, les seconds de la philosophie. Parmi les moyens médicaux, il faut ranger l'usage journalier du Sedlitz Numa Chanteaud, de l'aconitine, de la digitaline, de l'hyosciamine, de la strychnine, de la morphine, pour empêcher l'excitation des viscères. Les bains, les douches, entrent également dans cet ordre de moyens. Il faut donner à ces malheureux beaucoup d'air et d'exercice; par conséquent le régime colonial et familial est préférable à celui des *manicomes*. (Voir nos *Études médico-philosophiques sur J. Guislain.*)

Amaurose (goutte sereine). — La perte de la vue est la plus pénible de toutes, aussi les médecins sont-ils souvent mis en demeure dans ces cas. L'ophthalmoscope leur apprendra s'il y a ou non des lésions de texture dans le fond de l'œil, car la non-contractilité de la pupille est un symptôme purement négatif, qui disparaît avec la cause.

L'amaurose peut dépendre d'un excès ou d'un défaut d'action de la rétine ; les médicaments dosimétriques serviront de pierre de touche dans ces cas : ainsi on emploiera successivement la strychnine, l'hyosciamine, la morphine.

On examinera également s'il n'y a pas diathèse : glycosurique, syphilitique, rhumatismale, etc., et on agira en conséquence. (Voir les diverses médications dosimétriques.)

Aménorrhée (suppression des règles). — Elle peut dépendre d'une faiblesse générale, d'une anémie ou chloro-anémie, d'un état congestif, d'une métrite, d'un défaut d'ovolution ou ponte (voir *âge critique*). Le médecin agira en conséquence, tantôt par les ferrugineux, les arséniates, tantôt par la strychnine, tantôt par l'ergotine. L'hygiène doit jouer ici un grand rôle.

Amygdalite (inflammation des amygdales). — (Voir *Angine simple*.

Anaphrodisie (impuissance). — Elle peut être due à des excès vénériens, à la syphilis, à un état diabétique, à la chloro-anémie, à un défaut de développement des organes sexuels, à des dispositions morales. Le médecin agira d'après ces diverses causes (voir Diabète, Chloro-anémie, Syphilis). En général il faut s'abtenir de moyens violents, tels que les cantharides, le phosphore. La strychnine et l'acide phosphorique réussissent souvent dans ces cas, quand il ne s'agit que d'un épuisement momentané.

Anasarque. — Infiltration générale du tissu cellulaire. Quand elle est spontanée ou idiopathique elle se rattache à un affaiblissement du sang ou analbuminose. La face est pâle, bouffie, la peau froide, d'un blanc laiteux. Cela peut aller jusqu'à la leuco-phlegmasie (voir ce mot), ou *phlegmatia alba dolens*. Il faut donc traiter l'anasarque par les reconstituants du sang et un régime analeptique : arséniates de strychnine, de fer, et digitaline, un granule de chaque, trois ou quatre fois par jour.

L'anasarque symptomatique se rattache à des maladies organiques, principalement du cœur, des poumons, du foie, etc. (Voir ces mots.)

Anémie. — Ce mot s'entend des pertes de sang par des hémorrhagies ou un manque de réparation survenant dans des conditions physiologiques. Cette anémie se dissipe d'elle-même ; il peut se faire cependant qu'on soit obligé de recourir à la transfusion du sang.

L'anémie est caractérisée par un affaiblissement général et des convulsions quand elle est poussée à l'extrême, comme dans les hémorrhagies et les déplétions sangunes. Cela prouve combien le médecin doit être sobre de ces dernières, surtout chez les enfants. West avoue qu'il a souvent provoqué des convulsions par les sangsues, alors qu'il espérait les combattre. Dans la plupart des affections nerveuses cérébrales ou viscérales, il y a anémie. — Voir *Chloro-anémie*.

Anévrisme. — Quoique cette affection soit du ressort de la chirurgie, nous la mentionnons ici à cause des ressources qu'on peut tirer, dans ces cas, des médicaments dosimétriques. Ainsi il convient toujours de reconstituer le sang par les arséniates et les ferrugineux, afin de favoriser la formation du caillot dans la poche anévrismale. La cure de Valsalva, par les saignées et la diète était un non sens physiologique, et il n'est nullement étonnant qu'il y eût tant d'anévrismes à cette époque.

Angine couenneuse ou diphtérique. — *Période*

d'invasion : Frisson, resserrement de la gorge, difficulté d'avaler, face injectée, yeux proéminents. — Traitement : Sedlitz Numa Chanteaud, hydro-ferro-cyanate de quinine, trois granules toutes les demi heures. Révulsifs aux extrémités.

Période d'exsudation. — Plaques diphtériques sur les tonsilles et les piliers du voile du palais, engorgement des glandes parotides et sous-maxillaires, pouls petit, dépressible. — Traitement : Sulfure de calcium, trois granules toutes les demi-heures ; émétine, puis calomel, deux granules tous les quarts d'heure ; badigeonnage de la gorge avec le suc de citron ; frictions énergiques, onguent mercuriel belladoné sur les glandes engorgées, Sedlitz Numa Chanteaud.

Depuis la belle découverte de M. Roux, on fera bien de faire, dès le début, ou, en tous cas, aussitôt que possible, une injection de serum antidiphtérique, sans négliger pour cela le traitement dosimétrique.

Angine de poitrine. — Douleur retrosternale retentissant dans l'épaule et le bras (le plus souvent à gauche), anxiété extrême, pouls petit, très accéléré, expectoration spumeuse, froid des extrémités, face pâle. — Traitement : Strychnine et hyosclamine, un granule de chaque tous les quarts d'heure pendant toute la durée de l'accès, pédiluves sinapisés, frictions avec l'eau sédative camphrée ammoniacale.

Angine gangréneuse. — Voir *Scarlatine.*

Période d'invasion : Frisson, tuméfaction œdémateuse de la gorge, injection bleuâtre. — Traitement : Sedlitz Numa Chanteaud, arséniate de quinine et arséniate de strychnine, gargarismes astringents.

Période de mortification : Haleine fétide, plaques gangréneuses humides, dépression du pouls, refroidissement général. — Traitement : comme dans la première période, plus salicylate de fer, deux granules toutes les demi-heures ; gargarismes au borax et au chloral.

Angine simple. — Résultant le plus souvent d'un embarras gastrique. Engorgement inflammatoire de la gorge et des amygdales, face vultueuse, douleurs retentissant dans les oreilles, déglutition douloureuse, sécrétion abondante de mucosités. — Traitement. Sedlitz Numa Chanteaud à dose purgative, gargarismes émollients, scarrification des amygdales, granules vératrine et aconitine si la fièvre est intense (39, 40° c.).

Anorexie, apepsie. — Ces deux mots s'entendent du dégoût d'aliments ou d'un manque absolu d'appétit. Cela peut dépendre d'un dérangement de l'estomac ou d'un état nerveux. La quassine, la strychnine conviennent dans ces cas, deux granules un quart d'heure avant les repas.

Aphonie. — Peut dépendre d'une inflammation ou irritation du larynx (voir *Laryngite*, mais être également purement nerveuse. L'acide phosphorique et la strychnine en auront raison (un granule de chaque toutes les heures).

Aphtes. — S'entend de plaques diphtériques qui se forment sur la membrane de la bouche, plaques qui peuvent être contagieuses par les microbes qu'elles recèlent. Il faut donc les détruire par les acides, de préférence végétaux, le chloral boraté, qui agit à la fois comme anesthésique et antiparasitaire. — Voir *Croup*.

Apoplexie. — Au point de vue du traitement, il faut distinguer l'apoplexie larvée et l'apoplexie hémorrhagique. La première est due généralement à une fièvre de nature algide ou miasmatique. Tous les signes de la compression cérébrale existent, mais le pouls est mou, dépressible, et si on observe bien, on remarque une moiteur de la peau terminant les accès. Il faut donc assitôt administrer l'arséniate de quinine, deux granules tous les quarts d'heure, et si la réaction se fait, donner l'aconitine et la vératrine. La saignée générale est toujours mortelle dans ces cas. — Voir *Fièvres larvées.*

Dans l'apoplexie hémorrhagique, il y a état pléthorique et le pouls est dur. La saignée dépendra de l'âge et de la force de l'individu. Généralement, il faut s'en abstenir quand l'attaque a lieu après le repas. On aidera à la résolution par les moyens externes : fomentations, révulsifs, et on administrera l'arséniate de strychnine pour empêcher ou borner la paralysie du cerveau. Pendant la réaction on donnera l'aconitine et la vératrine, pour l'empêcher de dégénérer en cérébrite (voir ce mot), un granule de chaque toutes les demi-heures.

Ascite. — Épanchement séreux dans le péritoine. — Inflammatoire : voir *Péritonite.* — Organopathique : tumeurs, squirrhes. — Dyshémique : dans les fièvres graves (voir *Albuminurie*). — Badigeonnages à l'iode naissant, ponctions, arséniate de fer, digitaline, scillitine, un granule de chaque trois à quatre fois par jour.

Asphyxie. — S'entend de la suspension de la respiration, soit par causes externes (submersion, strangulation, gaz irrespirables carbonés, méphitiques), soit par cessation de l'action nerveuse : miasmes, choléra (voir ces mots). Il faut donc, la cause étant enlevée, chercher à ramener de l'asphyxie par les frictions énergiques devant un feu clair, puis, à mesure que la vie renaît, la maintenir au moyen des cordiaux (vin aromatisé), auxquels on ajoutera la strychnine (sulfate ou arséniate), un ou deux granules de quart d'heure en quart d'heure. Si la réaction devient trop forte, on la calmera par l'aconitine, un granule toutes les dix minutes, et on sera sobre de saignée, qui pourrait éteindre le flambeau à peine rallumé.

Dans les asphyxies miasmatiques, on aura recours à l'arséniate ou à l'hydro-ferro-cyanate de quinine.

Asthme. — Héréditaire ou acquis. Procédant par accès,
surtout la nuit. Tête enfoncée dans les épaules, poitrine
large et sonore, emphysème des poumons, face bleuâtre,
respiration sifflante, incomplète au retour; extrémités froides,
anxiété extrême. L'accès se termine par des urines abondantes et sédimenteuses. — Traitement : Strychnine et
hyosciamine, un granule de chaque toutes les demi-heures,
pendant l'accès. Frictions excitantes. A la fin de l'accès, digitaline et colchicine, un granule de chaque toutes les demi-
heures, jusqu'à ce que les urines soient claires.

Ataxie locomotrice progressive. — Elle consiste dans
la perte de la myotilité, avec atrophie musculaire. Sa source
est tantôt dans la moelle épinière : faisceaux moteurs, ou dans
les nerfs qui en dépendent (racines postérieures et leurs ganglions, avec sclérose), tantôt dans les muscles eux-mêmes.
La paralysie s'établit lentement et progressivement; le défaut
d'équilibre fait qu'il y a en même temps spasme et paralysie;
il faut donc l'attaquer, à la fois, par la strychnine et l'hyoscia-
mi e ; on agira également sur la nutrition par les arséniates,
principalement l'arséniate de potassium, qui est l'agent de
nutrition des muscles, un granule de chaque trois ou quatre
fois par jour. En même temps, on emploiera les moyens
externes : hydrothérapie, électricité. L'exercice doit être
modéré. On veillera à ce qu'il n'y ait point de congestions
intérieures. Le régime sera analeptique, animalisé. L'huile
de foie de morue est indiquée dans ces cas.

B

Bégayement. — Espèce de chorée des muscles de la
phonation; il faut soutenir l'action musculaire par la brucine,

la strychnine : un granule trois à quatre fois par jour, et la soumettre à une gymnastique appropriée, en traînant sur les mots, les phrases, après une inspiration profonde. L'état nerveux étant ici pour beaucoup, on aura recours aux antispasmodiques, principalement l'hyosciamine, combinée avec la strychnine ou la brucine (chez les enfants). On a renoncé à la ténotomie des muscles génioglosses, qui présentait du danger et ne faisait qu'augmenter l'infirmité. L'histoire de Démosthènes prouve ce qu'on peut obtenir d'un bon exercice des muscles lingaux, buccaux et labiaux. Rappelons également la méthode du docteur Chervin, pratiquée à l'Institut des Bègues, à Paris.

Blennorrhagie (gonorrhée, uréthrite, chaude-pisse). — Elle est due le plus souvent à un coït impur, sans que pour cela il y ait syphilis, et siège dans les cryptes muqueux. Au début, on la fera avorter par les lotions et injections astringentes : nitrate d'argent, sulfate de zinc, quoique ce traitement soit toujours chanceux. Une fois établie, il faut insister sur les adoucissants et abattre l'éréthisme nerveux par le camphre bromé, un granule toutes les demi-heures, et on corrigera l'âcreté des urines par le benzoate de lithine, une dizaine de granules par jour. Dans la forme chronique on aura recours au tannin, trois ou quatre granules chaque fois, à répéter dans la journée selon l'abondance de l'écoulement. La cubébine et la pipérine sont de bons auxiliaires dans ces cas. Chez la femme on peut recourir à la cautérisation au nitrate d'argent, surtout quand la muqueuse est granulée. On insistera sur les soins de propreté, d'autant plus que le muco-pus est virulent. La séquestration de la femme infectée est donc nécessaire.

Blépharite. — Voir *Ophthalmie*.

Blépharoplégie. — Paralysie de la paupière, principalement de la supérieure. On aura recours à la strychnine et à

l'acide phosphorique, graduellement, jusqu'à vingt granules
par jour.

Blépharospasme. — Hyosciamine, deux granules, trois
ou quatre fois par jour, jusqu'à cessation du spasme. — Voir
Ophthalmie.

Boulimie. — Faim insatiable, hyperesthésie de l'estomac.
Se calme par la morphine, l'hyosciamine : un granule de
chaque avant et après les repas.

Bourdonnements d'oreilles. — Succédant souvent à
l'otite catarrhale, à l'otalgie (voir ces mots) et étant due à la
sécheresse de la membrane du tympan. On peut avoir
recours à l'injection d'huile d'amandes douces (usage externe)
et à l'hyosciamine, trois à quatre granules par jour. La digitaline est indiquée quand il y a comme des coups de bélier
dans l'oreille : trois à quatre granules le soir, en se couchant.

Bronchite capillaire. — *Période d'invasion :* Symptômes : fièvre catarrhale (voir ce mot), douleurs musculaires,
toux sèche, crachats spumeux, respiration sifflante, dyspnée,
peau chaude, 38, 39° c. — Traitement : Hydro-ferro-cyanate
de quinine, un granule toutes les demi-heures, jusqu'à réaction. Aconitine, vératrine, si la respiration s'engage : un
granule de chaque toutes les demi-heures.

Période d'adynamie : Pouls faible, tendance à la syncope,
transpiration froide. — Traitement : Salicylate d'ammoniaque, deux granules tous les quarts d'heures. Frictions
camphrées ammoniacales.

Période d'expectoration. — Toux grasse, se détachant
difficilement, toux quinteuse, respiration sifflante, râles cré-
pitants. — Traitement : Kermès, calomel : deux granules
toutes les demi-heures. Le soir, codéine et iodoforme, trois à
quatre granules de chaque.

Bronchite trachéale (inflammation des bronches). — *Période d'invasion :* Frisson, douleur rétro-sternale, toux sèche, chaleur de la peau 38, 39° c. — Traitement : Hydro-ferro-cyanate de quinine, jusqu'à réaction, puis aconitine, un granule toutes les demi-heures. Boissons chaudes.

Période d'expectoration : Râles trachéaux ronflants, toux par quintes, expectoration de crachats d'abord épais, puis spumeux. — Traitement : Strychnine et hyosciamine, contre le spasme ; kermès minéral : un granule toutes les demi-heures, avec un looch blanc. Vésicatoire. Eau de goudron. Le matin, Sedlitz Numa Chanteaud.

C

Calculs biliaires. — Se forment dans le foie ou ses canaux excréteurs. Ils sont formés de cholestérine. Leur descente dans l'intestin donne lieu à la colique hépatique. On insistera sur l'emploi de la strychnine et de l'hyosciamine : un granule de chaque toutes les demi-heures, pendant l'accès. Régime herbacé — notamment la laitue-pommée, qui est calmante. Quassine au repas, pour faciliter le flux biliaire. Sel Numa Chanteaud, le matin. Bains hygiéniques.

Calenture. — Transport cérébral, qu'on observe dans les pays chauds ; espèce de *vertigo*, comme chez les chevaux. Le malade entre en délire, avec tendance à se jeter en avant. On aura recours à la caféine, la digitaline, l'aconitine, un granule de chaque toutes les demi-heures, jusqu'à sédation. Applications froides sur le ventre. Il faut être sobre de saignées, à moins d'indications spéciales, telles que la dureté du pouls et l'imminence d'une méningite ou cérébrite (voir ces mots).

Cancer. — Néoplasie caractérisée par des cellules s'étendant tantôt en surface (cancers rongeants), tantôt en masse (cancers glandulaires), et étant soumis à une véritable pullulation. Il faut donc les détruire dès leur origine par les caustiques, le feu, le fer. En même temps on modifiera la nutrition par les arséniates, les ferrugineux; contre les douleurs lancinantes on donnera la cicutine, de huit à dix granules par jour, jusqu'à sédation. Les cancers internes n'étant pas accessibles aux moyens chirurgicaux ne peuvent être traités que palliativement. En général les cancers sont sujets à récidives. Pour les différentes formes de cancers, consulter notre ouvrage d'anatomie, article *Pathologie cellulaire.*

Cardialgie. — Douleurs vives dans la région de l'estomac, notamment vers le cardia, avec spasme de ce dernier et ballonnement du viscère. De là l'anxiété, la gêne de la respiration. Procédant par accès; nécessite l'emploi de l'hyosciamine et de la strychnine, un granule de chaque toutes les dix minutes pendant l'accès. Contre les accès : hydro-ferro-cynate de quinine, deux granules toutes les demi-heures, au moment où l'accès va se produire. La cardialgie diffère de la gastrite en ce qu'elle n'est pas continue et n'exige point l'emploi des déplétions sanguines. qui ne feraient, au contraire, que l'augmenter.

Cardite. — Inflammation du cœur.

Période d'invasion : Frisson avec tendance à la syncope et à la cyanose, pression douloureuse au côté gauche du sternum. — Traitement : Hydro-ferro-cyanate de quinine, arséniate de strychnine, cicutine, un granule de chaque tous les quarts d'heure, jusqu'à sédation. Frictions à l'iode naissant sur toute la partie gauche de la poitrine. Bains de pieds. Sel Numa Chanteaud.

Période de réaction : Fièvre violente (40, 41° c.), pouls plutôt lent qu'accéléré. — Traitement : aconitine, digitaline, strychnine, un granule de chaque jusqu'à chute de la chaleur. Il faut être sobre de saignées à cause de la lypothimie.

Période d'exsudation : Grande anxiété, pouls intermittent, syncopes, froid des extrémités. — Traitement : arséniate de strychnine et arséniate de quinine, deux granules de chaque tous les quarts d'heure.

Carreau. — Obstruction des ganglions chylifères. Le chyle n'est plus transformé et l'enfant est transformé en une sorte de vieillard décrépit (*Old man*). — Les sécrétions intestinales sont acides et donnent lieu à des coliques incessantes. Le traitement consistera dans l'emploi de l'huile de foie de morue, trois à quatre cuillerées par jour, avec adjonction, chaque fois. d'un granule brucine et un granule hyosciamine. Sel Numa Chanteaud, régime lacté avec phosphate de chaux granulé Numa Chanteaud, une demi cuillerée deux fois par jour. — Voir Ostéomalacie.

Catalepsie. — Névrose des muscles, qui gardent la position qu'on leur donne. Procède le plus souvent par accès. Exige l'emploi des antispasmodiques : hyosciamine, valérianates. Se rattache au magnétisme animal.

Catarrhes. — On entend par ce mot l'engorgement des muqueuses, sec d'abord puis suivi d'un écoulement abondant, séreux et plus ou moins âcre ou mordant, comme dans le coryza, puis filant comme du blanc d'œuf et se détachant difficilement.

Dès le début du catarrhe, il faut provoquer une abondante diaphorèse, par les boissons chaudes légèrement aromatisées, décongestionner au moyen du sedlitz Numa Chanteaud et combattre la tendance à la fièvre par l'hydro-ferro-cyanate de quinine, tant qu'il existe des frissons, ou qu'on a de la peine à se réchauffer. Si la fièvre éclate on la combattra par l'aconitine et la vératrine.

Dans l'état chronique, les catarrhes exigent l'emploi des expectorants : brucine, émétine, scillitine, un granule de chaque toutes les heures. On peut aider à l'action de ces médicaments par un looch ou une potion expectorante au miel scillitique du Codex.

Céphalée (migraine). — Violents maux de tête, sous forme d'hémicrânie, avec réaction vasculaire, hauts de cœur, vomissements. On la dissipera par le sel Numa Chanteaud pris régulièrement, et la quassine aux repas; et pendant l'accès le citrate de caféine et l'hyosciamine, un granule de chaque toutes les demi-heures jusqu'à sédation. Repos au lit.

Cérébellite. — Troubles dans la coordination des mouvements. — Même traitement que dans la cérébrite. — Les pointes de feu doivent être appliquées au bas de l'occiput et aux apophyses mastoïdes.

Cérébrite. — Inflammation du cerveau.

Période prodomique : Torpeur, paresse d'esprit, maux vagues de tête, état frileux. — Traitement : Arséniate de caféine, deux granules toutes les demi-heures, révulsifs, Sel Numa Chanteaud.

Période d'invasion : Fièvre (39, 40° c.), peau sèche, constipation, suppression d'urines. — Traitement : Aconitine, digitaline, arséniate de strychnine, un granule de chaque toutes les heures.

Période d'épanchement : Pouls lent, yeux injectés, cyanose. — Même traitement que dans la période précédente. Révulsifs, pointes de feu au vertex. — Voir *Méningite*.

Charbon. — Affection de nature maligne, se terminant par gangrène, et qu'il faut borner par la cautérisation, actuelle ou potentielle. La vitalité étant fortement déprimée on la relèvera par les arséniates, notamment l'arséniate de strychnine, deux gran les toutes les heures. La réaction étant fort vive, on la modérera par l'aconitine et la vératrine;

un granule de chaque toutes les demi-heures. Pansements antiseptiques. Régime tonique, Sel Numa Chanteaud.

Chloro-anémie. — Appauvrissement du sang dans sa totalité, comme après des pertes abondantes. On aura recours aux reconstituants diététiques et thérapeutiques, viandes noires peu cuites, phosphate et glycéro phosphate de chaux granulés Numa Chanteaud, ferrugineux, excito-moteurs (comme dans la chlorose). Quassine aux repas.

Chlorose. — S'entend des pâles couleurs. Généralement c'est la respiration et l'innervation du grand sympathique qui sont en défaut. Il faut donc les relever par la strychnine et l'arséniate de fer, un granule de chaque toutes les heures. Exercice modéré, régime tonique, hydrothérapie, bains de mer, massage, électricité.

Choléra. — Voir *Fièvres miasmatiques*.

Chorée (danse de Saint-Guy). — Convulsion clonique, tantôt partielle, tantôt généralisée, consistant dans une incertitude des mouvements volontaires, allant contre la volonté ou l'intention du malade, et n'arrivant au but que par une sorte de circumduction ; ainsi, pour saisir un objet à droite, le malade fait faire à la main un tour de gauche à droite. Il en est de même dans la marche qui est saccadée, sautillante ; de là le nom de *Danse de Saint-Guy*. Cette affection nécessite l'emploi de la strychnine, de l'hyosciamine et des métalliques, arséniates, ferrugineux, zinc, etc., afin de tonifier les nerfs et les muscles. On donnera un granule de chaque, ensemble ou alternativement, deux ou trois fois par jour, selon l'intensité des accès. L'hydrothérapie, les bains de mer, l'électricité seront les auxiliaires du traitement interne. Il faut éviter le bromure de potassium, qui ne ferait qu'augmenter la mobilité nerveuse en détruisant le ton de la fibre. Les valériarates sont indiqués, principalement le valérianate de zinc, de quatre à huit granules par jour. Les oplacés ne conviennent point dans ces cas.

Chute du rectum. — Elle constitue une invagine*'on ou procidence de la muqueuse rectale, et est due, tantôt à une paralysie des releveurs des sphincters de l'anus, tantôt à un spasme des fibres rectales. Dans le premier cas on emploiera la strychnine, dans le second l'hyosciamine, un granule toutes les heures. Quand la chute est entretenue par des ascarides vermiculaires, on aura recours aux vermifuges. L'opération chirurgicale n'est nécessaire que pour autant que le sphincter ait été forcé, comme chez les pédérastes.

Coliques. — S'entendent des douleurs violentes des organes non-volontaires, par conséquent résident dans les fibres musculaires non striées. Il y a toujours dans ces cas rupture de l'équilibre physiologique, c'est-à-dire, à la fois, spasme et paralysie ; de là l'indication de la strychnine et de l'hyosciamine. Si la douleur est violente, lancinante, on y ajoutera la cicutine, un granule de chaque jusqu'à sédation. On aura recours aux laxatifs doux pour expulser les matières qui ont été retenues pendant le spasme.

Coliques de plomb ou des peintres. — Le même traitement est applicable ici, mais on y ajoutera les bains de vapeurs sulfhydriques, afin de réduire le plomb à l'état de sulfure et de l'éliminer par la peau.

Coliques mercurielles. — Indépendamment des moyens généraux, elles exigent l'emploi de l'iodure de potassium, à l'état de lavage, pour la dialyse (procédé Melsens).

Coliques nerveuses des enfants. — Dues le plus souvent à un mauvais régime. On mettra quelques grains de sel

Numa Chanteaud dans la boisson, et on écrasera un granule brucine et un granule hyosciamine dans un peu d'eau sucrée, dont on administrera une cuillerée à café toutes les dix minutes, jusqu'à sédation. Il faut s'abstenir d'opium, comme pouvant donner lieu aux convulsions.

Coliques nerveuses endémiques des pays chauds. — Elles se caractérisent par leur intensité et par la paralysie. On aura donc recours à la strychnine et à l'hyosciamine, un granule de chaque tous les quarts d'heure, et au lavage intestinal par le sel Numa Chanteaud. On s'abstiendra de toutes crudités. Contre les violentes céphalées on donnera l'arséniate de caféine. (Voir plus haut.)

Colites : fécale, venteuse, spasmodique, inflammatoire. — Il faut agir selon ces divers cas. Souvent ce sont des obstructions qui réclament l'emploi de l'hyosciamine et de la strychnine, mais préalablement il faut vider le gros intestin par des lavements réitérés. Les colites s'accompagnent de vomissements rebelles et fort pénibles à cause du voisinage du plexus spermaticorénal, qui émane du plexus solaire. Ces vomissements sont muqueux et spumeux, sans dérangement de l'estomac. Les boules fécales sont quelquefois tellement dures qu'elles sont prises pour des tumeurs du ventre. Aussi quand les lavements ne passent pas il faut faire l'exploration du rectum, et même au besoin écraser les boules. Faute de cette précaution les malades succombent dans des douleurs atroces qui s'étendent ju itoine. — Voir *Péritonite*.

Quand on fait aux médicaments dosimétriques reproche de ne pas agir, c'est qu'on n'a pas préparé la voie. Les allopathes sont moins embarrassés : pour eux c'est toujours la maladie suivant sa marche *naturelle*.

Commotion. — Ébranlement moléculaire des tissus, suspendant momentanément leur sensibilité et leur motilité, mais cette suspension ne va jamais jusqu'à l'abolition de ces propriétés, qui serait la mort, vu que la commotion s'étend à tout l'organe et quelquefois à tout le corps. Dans la commotion, la chaleur et le pouls sont au-dessous de la moyenne physiologique; il faut donc se garder des saignées et des débilitants, mais, au contraire, recourir aux excito-moteurs, strychnine, brucine, un granule de l'un ou de l'autre toutes les dix minutes, avec une cuillerée de vin chaud. On surveillera la réaction, prêt à la modérer par l'aconitine et la vératrine. S'il y a tendance à l'inflammation, on la combattra par les moyens propres à cet état. (Voir ce mot)

Ces généralités s'appliquent à toutes les commotions en particulier.

Commotion cérébrale. — Caractérisée par la résolution musculaire, l'insensibilité, selon son degré. Le pouls est petit et très dépressible. — Voir *apoplexie*.

Commotion du foie. — Il y a ictère par suite de la résorption de la bile.

Commotion pulmonaire. — La respiration est latente, mais sans symptômes d'asphyxie.

Constipation. — Elle peut être persistante ou momentanée. La première due à des obstructions intestinales par des tumeurs, des constrictions (iléus, miserere), exige des moyens chirurgicaux, parmi lesquels l'établissement d'un anus artificiel, dans les régions lombaire ou iliaque. La constipation momentanée peut dépendre :

1° D'un spasme intestinal, et sera levée par l'hyosciamine et l'huile de ricin, comme véhicule, un granule toutes les demi-heures;

2° D'une paralysie, exigeant l'emploi de la strychnine, un ou deux granules toutes les heures.

Quelquefois on est obligé de combiner ces deux moyens, quand il y a en même temps spasme et paralysie. (Voir le *Répertoire de médecine dosimétrique*.)

3° D'une sécheresse de l'intestin, comme chez les hypochondriaques ; le Sel Numa Chanteaud à grand lavage est ici nécessaire, en même temps on provoquera la sécrétion intestinale par le podophyllin.

Il faut être sobre d'aloétiques parce qu'ils congestionnent le gros intestin et poussent aux hémorroïdes.

Coqueluche. — Maladie parasitaire épidémique et contagieuse. Commence comme un rhume. Vers son déclin, la toux devient plus éclatante, avec exacerbation vers la nuit. Elle s'établit peu à peu sous forme de paroxysmes, de quintes prolongées, avec menaces de suffocation, rougeur de la face et rejet de mucosités visqueuses à la fin de chaque paroxysme, une longue inspiration, sonore, qu'on appelle reprise. Tout ceci fait de la coqueluche une maladie que tout le monde reconnaît.

Dans le public, on s'imagine souvent que la coqueluche est une maladie où il ne faut pas intervenir. Idée erronée, funeste et cause de tant de malheurs. On a dit aussi que le changement de lieu était seul efficace. Ces idées sont la négation de la thérapeutique.

Traitement dans la période catarrhale : On donnera l'hydro-ferro-cyanate de quinine en même temps que la codéine et l'iodoforme (un granule chaque toutes les heures) ; dans la pérsode spasmodique, il faut recourir au sulfure de calcium (antiparasitaire), à l'hydro-ferro-cyanate de quinine et à l'aconitine (un granule de chaque toutes les heures). Si on remarque de l'engoucment des bronches avec efforts de vomissement, on les dégagera en faisant prendre de dix en dix minutes un granule d'émétine (pas d'émétique) jusqu'à production de vomissements, et il pourra être utile tous les deux jours de recourir à ce médicament pour triompher définitivement de ce symptôme.

C'est par ce traitement qu'on obtiendra l'abréviation rapide de la période spasmodique.

Contre les longueurs de la convalescence on donnera les granules de brucine et d'arséniate de fer, un de chaque toutes les deux heures, un peu avant les repas.

Croup laryngé, diphtérie laryngée. — *Période d'invasion :* Toux rauque, aboyante, constriction du gosier, douleur vive au larynx, face grippée, pouls petit, redoublements par accès. — Traitement : Hydro-ferro-cyanate de quinine, strychnine (arséniate), un granule de chaque de dix en dix minutes, jusqu'à cessation du spasme. Révulsifs. Ce traitement peut se combiner avec celui du docteur Roux.

Période d'exsudation : Difficulté croissante de la respiration, face pâle, état syncopal. Traitement : Le même que dans la période précédente. Ajouter : sulfure de calcium, trois granules de demi-heure en demi-heure. Révulsifs aux extrémités. Trachéotomie.

Nota. — La pâleur de la face et la petitesse du pouls différencient le croup de la laryngite (voir cette dernière) et des affections asphyxiques, et lui donne un caractère nerveux et sidératif, qui dicte sa conduite au médecin. Celui-ci ne devra pas attendre pour pratiquer la trachéotomie que le malade soit *in extremis* — Voir *Angine couenneuse* ou *diphthérique.*

Croup trachéal. — Diphtérie de la trachée artère.

Période d'invasion : Frisson, douleur rétro-sternale, fièvre (38 1/2, 39° c.). — Traitement : Hydro-ferro-cyanate de quinine, trois granules de quart d'heure en quart d'heure.

Révulsifs aux extrémités inférieures. Instituer aussi, concurremment, le traitement sérothérapique du docteur Roux.

Période d'exsudation : Respiration s'fflante, toux difficile avec rejet de débris de fausses membranes. — Traitement : Émétine, deux granules tous les quarts d'heure, jusqu'à rejet des fausses membranes ; puis sulfure de calcium, trois granules toutes les demi-heures, jusqu'à dégagement d'odeur d'hydrogène sulfuré. Au besoin, lavements avec des granules de sulfure de calcium dissous dans une solution d'amidon.

Période syncopale : Pouls de plus en plus petit, face pâle, syncopes. — Traitement : Arséniate de strychnine, un granule tous les quarts d'heures. Frictions énergiques.

Nota. — Le croup trachéal est le plus souvent l'extension du croup laryngé.

Cystite. — Inflammation de la vessie. Douleurs vives dans l'hypogastre, épreintes douloureuses, dysurie, urines rares et rouges. — Traitement : Sel Numa Chanteaud ; bains ; sangsües au périnée. Hyosciamine et digitaline, un granule de chaque toutes les demi-heures, jusqu'à sédation. Dans la forme périodique, hydro-ferro-cyanate de quinine, huit à dix granules par jour.

D

Dermatoses (maladies de la peau). — A moins de celles qui sont occasionnées par des causes externes (irritations, rubéfactions, vésications, pustules, piqûres d'insectes, etc.) et qui guérissent sous l'influence des sédatifs, on peut dire que les maladies de la peau reflètent des vices internes, et que leur forme varie d'après les éléments histologiques cutanés sur lesquels ils se portent : les uns sur le corps muqueux, les autres sur le derme, d'autres sur l'épiderme, sur les glandes sudorifères ou sébacées. (Nous renvoyons à cet égard à notre *Traité d'anatomie historique, physiologique et pathologique*, 3ᵉ édition, avec gravures sur bois, dans le texte.)

Dans toutes ces maladies il faut agir sur la nutrition, c'est-à-dire sur la crase sanguine, par la diététique et la thérapeutique. Pour le traitement spécial, voir les articles traitant des maladies de la peau en particulier.

Diabète (glycosurie). — Le diabète s'entend de la présence du sucre dans les urines. Cependant il y a des diabètes fades ou non sucrés. Cela veut dire que cette affection consiste dans la fièvre qui l'accompagne et qui produit la consomption. — Voir *Médication anti-diabétique*.

Diarrhée. — On désigne ainsi les selles liquides plus ou moins abondantes, avec ou sans douleur, c'est-à-dire inflammatoires ou non. Les premières se rattachent à des irritations intestinales simples ou à la dothiénentérie. Les secondes constituent de véritables colliquations, propres aux maladies chroniques, notamment la phtisie.

Les diarrhées varient encore par les produits de sécrétion, d'exsudation ou d'érosion, comme dans les affections bilieuses, typhoïdes, dysentériques (voir ces mots).

En thèse générale, il faut débarrasser l'intestin des matières qui s'y sont amassées, et qui sans cela entreraient en fermentation ; de là l'avantage du lavage intestinal par le Sel Numa Chanteaud, le seul évacuant qui n'irrite point. On combattra ensuite l'irritation, s'il y a lieu, par les émollients, le spasme et la douleur par les alcaloïdes sédatifs (voir *Coliques*) et on parera au relâchement par la strychnine.

Dysménorrhée. — Les règles ont de la peine à s'établir par excès ou par défaut de ton, et également d'après l'état du sang. C'est-à-dire qu'il faut agir, tantôt par les relâchants :

bains, saignées ; tantôt par les tonifiants : strychnine, ergotine, fer (voir *Aménorrhée*) ; tantôt par les antispasmodiques : hyosciamine, valérianates.

Dyspepsie, anorexie, digestion lente. — Elle est due à une torpeur de l'estomac et exige l'emploi de la quassine, trois ou quatre granules au moment des repas. S'il y a douleur ou gastralgie on aura recours à l'hyosciamine, la morphine, la strychnine (voir Cardialgie ; au sous-nitrate de bismuth s'il y a des aigreurs (voir ce mot). Mais la dyspepsie exige surtout une bonne hygiène générale.

Dysphagie. — Difficulté d'avaler. Spasmodique : hyosciamine ; paralytique : strychnine ; mixte : hyosciamine et strychnine. Souvent il faut faire la pierre de touche dans ces cas.

Dyspnée. — Voir Asthme.

Dysenterie. — Cette affection est le plus souvent endémique ou épidémique, par suite de circonstances climatériques ou accidentelles, telles que l'agglomération d'un grand nombre d'individus sur un point (camps, hôpitaux, prisons). Il faut donc en accuser le mauvais état du sang, la suppression de l'action de la peau, la mauvaise nourriture et les produits excrémentitiels qui en résultent.

La maladie est précédée d'un mal de ventre, avec ténesme. Il y a plutôt obstruction, qu'autrement. Puis les selles deviennent de plus en plus abondantes et sanguinolentes, le malade s'affaiblit à vue d'œil et meurt dans le marasme.

Le traitement de la dysenterie consistera donc dans le lavage intestinal au Sel Numa Chanteaud et dans l'emploi de l'hyosciamine, un granule tous les quarts d'heure jusqu'à cessation des ténesmes. Quand les selles sont hémorrhagiques on aura recours au tannin, cinq ou six granules deux ou trois fois dans la journée, et aux lavements au perchlorure de fer neutre.

S'il y a fièvre, on la combattra par l'aconitine, la vératrine, l'hydro-ferro-cyanate de quinine (voir Fièvre). Le régime sera réconfortant, et on fera observer rigoureusement les règles de l'hygiène.

Dysurie. — Elle dépend tantôt d'une irritation des voies urinaires (voir Cystite), tantôt d'un spasme du col, tantôt d'une subparalysie du corps de la vessie. Le traitement consistera donc dans les antiphlogistiques, les antispasmodiques et les excitants, selon les cas. Dans la dysurie nerveuse il faut recourir à l'hyosciamine, la cicutine et la strychnine (voir Faits cliniques). Autant que possible, il faut se dispenser de sonder, parce qu'on augmente souvent ainsi le mal.

E

Eclampsie. — Convulsions épileptiformes attaquant particulièrement les nouveau-nés ou les jeunes enfants à l'époque de la dentition. On donne également ce nom aux convulsions survenant pendant l'accouchement. Ces convulsions laissent après elles une grande torpeur et sont sujettes à revenir. Il faut donc les combattre activement, par la brucine, la strychnine, l'hyosciamine, l'hydro-ferro-cyanate de quinine. Chez les nouveau-nés les moyens externes seuls suffisent : frictions, douches. Chez les jeunes enfants, indépendamment de ces moyens, on recourra à la brucine et à l'hyosciamine : un granule de chaque, triturés dans un peu d'eau sucrée, avec une ou deux gouttes d'éther, par cuillerée à café, toutes les demi-heures. Chez la femme en couches la strychnine et l'hyosciamine, un granule de chaque tous les quarts d'heures. Si la réaction est trop forte on la modérera par l'aconitine et la vératrine. Contre les accès on donnera l'hydro-ferro-cyanate de quinine. — Voir *Fièvre*.

Ecthyma (Rupia). — Éruption pustuleuse, phlysaclée, ayant son siège dans les follicules sébacées de la peau, avec irritation plus ou moins vive. Sel Numa Chanteaud, bains de son ; vératrine, un granule toutes les heures. Dans la forme chronique arséniate de soude : huit à dix granules par jour. Cautérisation au nitrate d'argent.

Eczéma. — Effervescence de la peau, avec petites vésicules remplies d'une sérosité âcre, brûlante, avec un sentiment de cuisson ou de brûlure, donnant lieu à des excoriations et à une vive rougeur. Se termine par desquammation. — Traitement : Sel Numa Chanteaud tous les matins ; application d'ouate salicylée et compression méthodique. Vératrine, aconitine, dans la forme aiguë, un granule de chaque toutes les demi heures, jusqu'à sédation. Arséniate de soude dans la forme chronique, huit granules par jour. Bon régime. — Voir Age critique.

Embarras gastrique. — Sel Numa Chanteaud et quassine aux repas suivants. — Voir gastrite.

Emphysème. — Infiltration d'air dans les mailles du tissu cellulaire. Par perforation : plaies, piqûres, déchirures ; par gangrène ; par déchirures. — Voir Typhlite, Pérityphlite.

Endocardite. — Inflammation de la membrane interne du cœur.

Période d'invasion : Pouls petit, très accéléré, douleurs fongitives profondes, anémie cérébrale et pulmonaire. — Traitement : Hydro-ferro-cyanate de quinine, bromhydrate de morphine, un granule de chaque tous les quarts d'heure, jusqu'à sédation.

Période de réaction : Chaleur vive (41° c.), pouls irrégulier, syncopal. — Traitement : Aconitine, digitaline, strychnine, un granule de chaque tous les quarts d'heures, jusqu'à chute de la chaleur et régularisation du pouls.

Nota. L'endocardite, quand elle n'est pas combattue vivement, donne lieu à des alternatives de valvules dont plus tard les malades sont victimes.

Entéralgie. — Douleurs intestinales irradiant autour du nombril, procédant par accès et diminuant à une compression uniforme et à des applications chaudes. — Pour le traitement voir *Coliques*.

Entérite. — Inflammation de l'intestin grêle. Fièvre intense (40° c.), quelquefois avec phénomènes d'adynamie, tension de l'abdomen, douleur à la pression, constipation, puis diarrhée. — Traitement : Sangsues, cataplasmes, boissons émollientes, hyosciamine et codéine, un granule de chaque toutes les demi-heures, jusqu'à sédation. — Voir *Diarrhée*.

Entérorrhagie. — Voir *Hématémèse, Dysenterie*.

Éphélides, lentigo, macules hépatiques, masque de grossesse. — Il faut agir particulièrement sur le foie par le Sel Numa Chanteaud, la quassine, la strychnine, deux ou trois granules par jour. S'abstenir de toutes pommades ou onguents. Bains hygiéniques.

Épigastralgie. — Douleurs dans l'épigastre n'étant pas influencées par la digestion, procédant par accès et irradiant dans le dos : épigastralgie spinale, ou remontant du bassin : épigastralgie utérine. Strychnine, hyosciamine, morphine, un granule de chaque toutes les demi-heures, jusqu'à sédation.

Hydro-ferro-cyanate de quinine contre les accès. Sel Numa Chanteaud après les accès.

Épilepsie. — Convulsions périodiques, plus ou moins régulières, avec avertissement (*aura epileptica*), perte de connaissance, écume fine à la bouche, accélération du pouls, trismus. C'est donc une convulsion voisine du tétanos, mais moins intense. Elle est souvent héréditaire et s'accompagne d'autres phénomènes nerveux, entre autres la toux aboyante, les renvois bruyants de l'estomac, l'hystérie, qui prend alors une forme épileptique. On a beaucoup préconisé le bromure de potassium à haute dose, afin de détendre la fibre nerveuse, mais on donne ainsi lieu à une véritable imbécilité. Le mieux est de recourir à l'hyosciamine, à la strychnine, aux valérianates de zinc, aux cyanures, selon les symptômes. Il ne faut jamais dépasser trois à quatre granules par jour.

Épistaxis (saignement de nez).— Quand le sang a toute sa plasticité, comme chez les jeunes gens, le saignement s'arrête de lui-même; mais chez les personnes affaiblies soit par les fièvres, soit par les boissons alcooliques, l'épistaxis peut donner au médecin de vives inquiétudes. Indépendamment des moyens hémostatiques ordinaires, on aura recours à l'arséniate de quinine, deux granules tous les quarts d'heure, jusqu'à effet. Il est probable que d'autres alcaloïdes feront le même effet, en tant qu'excito-moteurs.

Éréthisme sexuel. — Priapisme, Satyriasis, Nymphomanie. — Exige l'emploi du camphre bromé, deux granules de demi-heure en demi-heure. On peut également recourir au bromure de potassium. Contre l'éréthisme vasculaire on donnera l'aconitine, conjointement avec le camphre bromé.

Éructations. — Constituent un état nerveux souvent fort embarrassant. On aura recours à l'hyosciamine pour détendre les sphincters et à la strychnine pour faire cesser le ballonnement, un granule de chaque tous les quarts d'heure.

Érysipèle. — Complique souvent les affections de nature ataxique ou adynamique ; dans ces cas on donnera l'aconitine et la strychnine, pour empêcher la paralysie du système nerveux vaso-moteur, un granule de chaque toutes les demi-heures. Localement on couvrira la partie de poudre de riz et d'ouate salicylée, avec une légère compression. Sel Numa Chanteaud ; quassine aux repas.

F

Faim. — Besoin de manger ; faim morbide, fausse faim, faim canine : névrose de l'estomac. Se combat par l'hyosciamine et la strychnine, un granule de chaque toutes les dix minutes, jusqu'à sédation.

Fermentations. — Cet état d'altération des humeurs et même des tissus, qu'on croyait autrefois purement physique, a été reconnu aujourd'hui étant produit par des *microbes* de nature végétale ou animale, qui apparaissent dans le cours des fièvres graves, des inflammations malignes, se terminant par gangrène, comme le charbon. Le traitement consiste à faire tomber l'inflammation par l'arséniate de strychnine, l'aconitine, la vératrine et dans l'emploi des antiseptiques. L'acide salicylique et les salicylates trouvent donc leurs applications ici. — Voir Fièvres.

Fétidité de l'haleine. — Sel Numa Chanteaud tous les matins, trois granules quassine au repas. Soins de propreté, se rincer la bouche soir et matin avec une solution de chloral boraté.

Fièvres. — Du mot latin *fervere, brûler*. On entend par là toute exagération de la chaleur animale, précédée de frisson et suivie de transpiration. Le frisson et la chaleur indiquent la nature de la fièvre : ainsi plus ils sont intenses et prolongés, plus la fièvre est grave. Le traitement doit consister à faire tomber l'un et l'autre ; c'est ce qu'on obtient par les alcaloïdes défervescents : strychnine, aconitine, vératrine, un granule de chaque tous les quarts ou toutes les demi-heures, et en rétablissant ensuite la diurèse et la diaphorèse par la digitaline, la scillitine, la colchicine, un granule de chaque toutes les demi-heures avec boisson ou du thé chauds, bourrache, violettes, etc. La fièvre faisant retour, on la combattra par la quinine (arséniate, hydro-ferro-cyanate), trois à quatre granules toutes les heures, dans l'intervalle de l'accès. Si celui-ci fait retour, on le combattra de nouveau par la strychnine, l'aconitine, la vératrine, sans attendre l'apyrexie. Ce traitement institué au fort de la fièvre fait différer la méthode dosimétrique de celle dite allopathique où l'on n'agit que pendant l'apyrexie, abandonnant le malade à tous les dangers de la fièvre.

Les fièvres se distinguent par leur nature et la hiatcho de leurs symptômes. Nous devons les énumérer ici.

A. *Fièvre continue ou synoque.* — Précédant les grandes inflammations. Frisson violent de début ; pouls petit, puis fort, dur, fréquent ; chaleur 39, 40, 41° c. ; soif ; urines rares, rouges ; sécheresse de la peau et de la langue ; respiration gênée. — Traitement : Sel Numa Chanteaud, strychnine, aconitine, vératrine ; puis quinine (comme il a été dit plus haut). La saignée sera pratiquée si la respiration reste gênée et le pouls dur. On attaquera les points congestionnés par les sangsues, ou les révulsifs, vésicatoires, badigeonnages excitants. Ce traitement institué avec énergie empêchera les localisations ou inflammations : pneumonie, cardite, arthrites (voir ces mots).

B. *Fièvre gastrique.* — Dépendant d'un dérangement des premières voies, le plus souvent produit par intempérance. Langue chargée, jaunâtre ou grisâtre, bouche amère et pâteuse, sentiment de plénitude de l'estomac, avec tension de l'épigastre, accablement, céphalagie, maux de cœur, pouls dépressible. — Traitement : Sel Numa Chanteaud à dose purgative, limonade, puis quassine pour tonifier l'estomac, vingt granules.

Nota. — Pour Broussais cette fièvre était la conséquence de la gastrite, et il affaiblissait ses malades outre mesure. Pour Browd c'était une adynamie. La vérité est entre les deux.

C. *Fièvre catarrhale.* — Due au froid humide. Alternatives de froid et de chaud, endolorissement et fatigue des membres, envies fréquentes d'uriner, urine trouble, blanchâtre, disposition à la sueur, qui soulage sur-le-champ, de même que tout refroidissement aggrave la fièvre. — Traitement : Bains de pieds, granules hydro-ferro-cyanate de quinine, d'antimoine et de digitaline, un de chaque toutes les heures. Boissons sudorifiques. Sel Numa Chanteaud, au début et à la fin.

Nota. — Cette fièvre, en se localisant sur les voies respiratoires peut produire la bronchite ou la pneumonie; sur les articulations, l'arthrite rhumatismale, etc. (voir ces mots).

D. *Fièvre rémittente nerveuse.* — S'observe chez les personnes faibles, par suite d'infractions à l'hygiène. Alternatives de frisson et de chaleur, céphalalgie, vertiges, tremblements musculaires, pouls petit, faible, urine tantôt rouge, tantôt pâle, le plus souvent jumenteuse. — Traitement : Strychine ou brucine, hydro-ferro-cyanate de quinine, un granule toutes les demi-heures, tant que durent les alternatives de frisson et de chaleur; aconitine, si la chaleur du corps marque au

thermomètre plus de 38° c., un granule tous les quarts
d'heure. Sel Numa Chanteaud, le matin, à dose rafraîchissante.

E. *Fièvres miasmatiques.* — Dues à l'absorption des
miasmes telluriques.

1° *Fièvre intermittente simple.* — Stade de froid : bâil-
lements, pandiculation, chair de poule, face pâle, pouls petit,
urines claires. Stade de chaleur : face vultueuse, peau chaude,
rosée, agitation, anxiété, soif fréquente, pouls développé,
urine rougeâtre. Stade de sueur : moiteur halitueuse de la
peau, suivie d'une transpiration abondante et d'un sentiment
de calme général. Types : quotidien, tierce, quarte et dou-
blement. — Traitement : dans le stade de froid : strychnine,
brucine, un granule toutes les dix minutes avec une gorgée
d'eau ; dans le stade de chaleur : aconitine et digitaline, pour
faire descendre le pouls et la chaleur, un granule de chaque
tous les quarts d'heure ; dans le stade de sueur : boissons
réconfortantes ; dans l'apyrexie : hydro-ferro-cyanate ou
arséniate de quinine, deux granules toutes les heures. Le
matin Sel Numa Chanteaud.

Nota. — A moins d'endémies, il est rare que la fièvre
fasse retour. Il faut avoir soin d'entretenir la liberté du
ventre par le Sel Chanteaud et de soutenir les forces digestives par la quassine, un ou deux granules avant les repas.

2° *Fièvre intermittente pernicieuse.* — Stade de froid
plus ou moins intense, avec pouls petit, chaleur animale au
dessous de la moyenne physiologique (30° c.), face grippée,
cyanosée, quelquefois vomissements et crampes. Stade de
chaleur : peau brûlante, mordicante (40, 41° c.), adynamie,
langue sèche, soif vive, urines supprimées, délire, soubresauts des membres, ventre tendu. Stade de sueur incom-
plet, sans soulagement du malade, urines rares. — Traitement :
le même que dans les fièvres intermittentes, mais avec plus
d'énergie.

3º *Choléra indien.* — Fièvre miasmatique au plus haut degré. Stade de froid : sidération nerveuse, pouls petit, presque imperceptible, crampes, face grippée et cyanosée, respiration sans désoxygénation de l'air, déjections rizacées, peau froide, urines supprimées, voix éteinte, yeux excavés. Stade de chaleur : comme dans les fièvre pernicieuses. Stade de sueur : idem. — Traitement : Frictions énergiques, strychnine et quinine à l'intérieur, puis aconitine, vératrine, et de nouveau strychnine et quinine si la fièvre fait retour ; hyosciamine contre les crampes.

4º *Typhus.* — Prostration extrême, délire tranquille, tremblottements musculaires des lèvres, de la langue, des membres, chaleur mordicante (41, 42º c.); pouls vif, tremblottant, quelquefois dicrote; fuliginosités, déjections brunâtres fétides. — Traitement : Lavages intestinaux répétés au Sedlitz Numa Chanteaud, boissons toniques, vineuses; granules arséniate de strychnine et de quinine, deux de chaque d'heure en heure; aconitine et vératrine contre la chaleur mordicante, puis digitaline, et encore arséniate de strychnine et de quinine.

Note. — Cette fièvre n'est pas de nature à être coupée en une fois, mais on peut la mitiger et la conduire à sa résolution naturelle.

5º *Fièvre muqueuse.* — Prostration générale, pouls faible, langue empâtée, salive collante, délire tranquille, alternatives de respiration froide et chaude, gargouillements abdominaux, tympanite des fosses iliaques, constipation puis diarrhée, ventre serré, douloureux à la pression superficielle (péritonite) ou profonde (entérite). (Voir ces mots.) — Traitement : Lavage intestinal au Sedlitz Numa Chanteaud; arséniate de quinine deux granules toutes les demi-heures, contre les accès; boissons rafraîchissantes, lavements tièdes; aconitine et vératrine si la chaleur est trop élevée, un granule de chaque toutes les demi-heures ; bouillons légers, eau vineuse.

Nota. — Cette fièvre n'est également pas de nature à être coupée, mais peut être mitigée, de sorte à ne point présenter de danger. L'expectation, au contraire, la prolonge.

6º *Fièvres de résorption.* — a. *Fièvre urineuse.* — S'observe dans les cas de rétention d'urine (voir ce mot), par conséquent, succède le plus souvent au traumatisme urinaire (voir *Cystite*). Elle réclame donc des soins chirurgicaux. — Fièvre intense (40, 41º c.), transpirations urineuses, pouls tendu, très accéléré, soif vive, face injectée, quelquefois délire, hoquet, vomissements. — Traitement : Sel Numa Chanteaud en lavements, aconitine, hyosciamine, un granule de chaque toutes les demi-heures.

b. *Fièvre purulente* (pyoémie, septicémie). — Cette fièvre est due à l'introduction dans le sang de l'ichor putride et de microbes ou proto-organismes. Le sang entre en décomposition, les globules rouges se déforment et leurs noyaux fibrineux, en s'agglutinant entre eux, forment des obstructions ou emboles. — Frissons plus ou moins réguliers ou périodiques ; transpirations épaisses, gluantes ; selles séreuses, fétides ; pouls petit, très accéléré ; chaleur humide (39, 39 1/2 c.), langue grisâtre à la base, rouge sur les bords, soif vive, insomnie. — Traitement : Hydro-ferro-cyanate de quinine et arséniate de strychnine, de chaque un granule toutes les demi-heures ; bromhydrate de morphine, deux à trois granules le soir contre les transpirations colliquatives. Le matin, lavage intestinal au sel Numa Chanteaud. Soutenir les forces du malade par une bonne alimentation. Quassine aux repas. Pansements désinfectants de Lister.

7º *Fièvres diathésiques.* — Ces fièvres sont dues à la concentration dans le sang des matériaux de la décomposition, par conséquent, à une torpeur vitale des organes internes chargés de la dénutrition.

a. Fièvre urémique. — Cette fièvre, due à l'excès d'urée dans le sang, est de nature goutteuse et rhumatismale. — Dépression générale, délire tranquille, troubles généraux et sensoriaux : amaurose, amblyopie, tintements d'oreilles; douleurs articulaires; principalement dans les genoux; dyspnée, vomissement, fièvre ardente (40° c.). — Traitement: arséniate de strychnine et arséniate de quinine, un ou deux granules de chaque toutes les demi-heures; aconitine, vératrine, contre le calorique morbide, deux granules de chaque jusqu'à défervescence. Sel Numa Chanteaud le matin.

b. Fièvre cholurique. — Cette fièvre indique une insuffisance ou torpeur du foie, surtout dans les pays chauds. Peau sèche, brûlante, ictérique; soif ardente; urines foncées, renfermant des débris d'épithélium. Frissons irréguliers, anorexie, céphalée et douleurs lombaires; déjections noirâtres; exanthèmes, pétéchies. — Traitement : Sel Numa Chanteaud, hydro-ferro-cyanate de quinine et arséniate de strychnine, de chaque un granule toutes les demi-heures; arséniate de caféine contre la céphalée; hyosciamine contre les coliques, un à trois granules toutes les heures. Quassine pendant la convalescence.

Nota. La fièvre jaune ou *vomito negro* rentre dans cette catégorie.

8° *Fièvres hectiques ou de consomption.* — Due à des pertes ou à la fonte des produits morbides, surtout des tubercules. — Voir *Phtisie.*

a. Diabétique. — Cette fièvre est due à un excès de production de sucre par le foie, à des irritations nerveuses; suite d'excès vénériens ou solitaires. (Voir *Onanisme.*) Soif inextinguible, agitation, privation du sommeil, sécheresse des tissus, plaques lisses, brillantes, d'un bleu rougeâtre, des muqueuses apparentes; goût sucré, sueurs profuses, température 42° c., urines acides, constipation. — Traitement : Hydro-ferro-cyanate de quinine, digitaline, aconitine, de chaque un granule toutes les demi-heures. Sel Numa Chanteaud. Régime salin.

b. *Analbuminurique.* — Cette fièvre est due surtout à l'affaiblissement du sang dans ses éléments salins et globulaires.

Puerpérale. — L'analbuminose puerpérale est due surtout à l'énorme dépense d'albumine du sang de la mère pendant la deuxième moitié de la grossesse. Il faut donc chercher à reconstituer le sang et non l'affaiblir par la diète et les saignées. Fièvre d'accès, épanchements séreux, convulsions éclamptiformes, hydropisie générale, urines albumineuses. — Traitement : Hydro-ferro-cyanate de quinine, arséniate de strychnine, aconitine, de chaque un granule toutes les demi-heures. Régime albumineux et salin.

Néphritique. — L'albuminurie dépend ici d'une hypérémie des reins, qui ne tarde point à dégénérer en maladie de Bright (voir Albuminurie). Urines rouges, rares et denses, mêlées de cylindres épithéliaux; douleurs rénales; fièvre ardente (40, 41° c.); hydropisie générale. — Traitement : Hydro ferro-cyanate de quinine, arséniate de strychnine, digitaline, de chaque un granule toutes les demi-heures. Sel Numa Chanteaud.

c. *Tuberculeuse, caséeuse.* — Cette fièvre dépend de la fonte des tubercules ou des dépôts caséeux (voir Phtisie, Pneumonie caséeuse). — Frissons erratiques, face injectée, pommettes rouges, paume des mains brûlante, soif, langue rouge sur les bords, transpirations profuses, diarrhées séreuses, grande faiblesse, toux incessante, avec expectoration tuberculeuse ou caséeuse, crachats nummulaires, com-

pacls, non aérés, allant au fond du vase, quelquefois striés
de sang, hémoptisies répétées, apepsie, marasme. — Traitement : Hydro-lerro-cyanate de quinine, arséniate de strychnine, arséniate de caféine, aconitine, un granule de chaque
pendant la fièvre. Atropine et iodoforme le soir, contre les
transpirations nocturnes et la toux, deux granules de chaque
avec un lait de poule. Quassine aux repas. Sel Numa Chanteaud le matin.

Nota. Les médecins ne doivent point désespérer d'arrêter
la phtisie, quand les désordres ne sont pas trop étendus
(voir Médication antiphtisique). — L'important ici, comme
en toute maladie aiguë, est de modérer la fièvre.

Fissures à l'anus. — Si elles dépendent de spasmes :
Hyosciamine, deux à trois granules; onctions belladonées.
Cautériser et au besoin inciser les fissures pour leur réunion
immédiate.

Flueurs blanches (leucorrhée). — Elles peuvent constituer un simple écoulement séreux, dépendant d'un engorgement de la matrice — qui est chaude et douloureuse au
toucher — et réclame les antiphlogistiques : bains, fumigations, injections au chloral boraté. Sel Numa Chanteaud.
Ceinture hypogastrique, au besoin le pessaire élytroïde du
docteur Combes pour soutenir l'organe et l'empêcher de
descendre dans le bassin.

Les flueurs blanches peuvent également dépendre d'une
leucocythémie générale et produisent un grand affaiblissement. Il faut, dans ce cas, relever les forces par les arséniates
de strychnine et de fer.

Dans les deux cas le traitement exige les plus grands soins.
L'examen préalable au spéculum est nécessaire. Si le col est
granulé, le cautériser au nitrate d'argent. Bon régime, exercice modéré.

Foie (maladies du). — Voir hépatite, ictère, coliques, calculs, du foie, etc.

G

Gale (acare). — La gale récente sera facilement détruite par des frictions d'huile de térébenthine, qui feront mourir l'acare. La gale ancienne est une dermatose, exaspérée par les bains et les frictions alcalines; il faut d'abord dissiper l'irritation de la peau par les bains au savon doux, puis frictionner à l'huile de térébenthine. Toute friction irritante doit être rejetée. Autrefois c'était une culture de dermatoses. C'était toute une histoire naturelle, avec ses classifications, ses genres, ses espèces.

Gastrite. — Inflammation de l'estomac.

1º *Dans la séreuse.* — Douleur vive, augmentant au moindre toucher, face grippée, hoquet, vomissements verdâtres, fièvre (39, 40º c.). — Traitement : Comme dans la péritonite : hyosciamine, un granule tous les quarts d'heure contre les vomissements et hoquet; morceau de glace dans la bouche, sangsues, cataplasmes.

Nota. — Cet état est caractéristique dans la première période du choléra indien, qui localement est une gastrite, et généralement une fièvre miasmatique, celle-ci primant celle-là.

2º *Dans la muqueuse.* — Sentiment de brûlant s'étendant jusque dans la gorge, langue rouge sur les bords, sale à la base, anorexie, frissons irréguliers suivis de réaction, mal de tête, prostration générale. — Traitement : Aconitine, vératrine, un granule de chaque toutes les demi-heures; sel Numa Chanteaud ; hydro-ferro-cyanate de quinine, un granule toutes les demi-heures, contre les frissons; sangsues, cataplasmes.

3° *Dans la tunique musculaire.* — Douleurs crampiformes s'étendant au dos : strychnine et hyosciamine, un granule de chaque tous les quarts d'heure, jusqu'à sédation. — Camphre bromé et bromhydrate de ciculine, contre les douleurs du dos.

Goutte. — Affection diathésique, le plus souvent hé .litaire, due à la prédominance de sels uratés, qui encroutent les articulations et les rendent noueuses, incapables de mouvements. Comme maladie humorale, sa brusque disparition ou délitescence peut amener des désordres graves du côté des organes internes, notamment de l'estomac et du cœur. On dit que la goutte est *atone* quand elle ne se déclare point à ses époques habituelles. On combatira les poussées vers le cœur par l'arséniate de fer et la digitaline, un granule de chaque trois à quatre fois par jour ; les poussées vers le cerveau par la caféine, l'aconitine, la strychnine ; les poussées vers l'estomac par la quassine, la strychnine, l'hyosciamine (voir Cardialgie). Les urines acides seront neutralisées par le benzoate de lithine et les boissons alcalines (voir Eaux minérales).

Le régime des goutteux doit être substantiel, mais non excitant ; il évitera les vins capiteux, le bourgogne, le champagne, à moins que pour faire venir la goutte atone. Les antigoutteux sont nuisibles. On pourra cependant donner quelques granules de colchicine, quand les urines sont rares, cinq à six granules par jour.

Gravelle (lithiase). — Due à la formation de petits graviers qui irritent les reins et les voies urinaires. Ils sont insolubles, étant composés d'acide urique et d'une matière animale. Quelquefois d'oxalate de chaux. Le régime doit être alcalin. On évitera surtout les acides végétaux (oseille). Le benzoate de lithine est indiqué dans ces cas. Sel Numa Chanteaud régulièrement, pour empêcher les échauffements.

Grippe, influenza. — Rhume ou catarrhe des premières voies, avec des phénomènes de constriction et une fièvre plus ou moins violente. C'est une sorte de diphtérie, due à la présence dans l'air de proto-organismes; aussi l'affection est-elle souvent épidémique et même contagieuse, comme la coqueluche. Il faut combattre cette affection par le sulfure de calcium, qui facilitera en même temps l'expectoration. La fièvre chaude sera combattue par l'aconitine et la vératrine, et la fièvre d'accès par l'arséniate ou l'hydro-ferro-cyanate de quinine. — Voir Fièvre.

H

Hématémèse (melœna). — Sorte d'hémorrhoïdes de l'estomac, avec déjection de matières brunâtres ou sang décomposé. On les combattra par les styptiques : alun; les astringents : tannin, trois granules d'heure en heure, et les reconstituants par les arséniates et les ferrugineux. Applications froides sur l'épigastre. S'il y a en même temps gastralgie : hyosciamine et strychnine (voir Cardialgie). Sel Numa Chanteaud.

Hémopthisie. — Elle est active ou passive. La première est précédée du *mollmen hémorrhagicum* et doit se combattre par la saignée, l'aconitine, l'ergotine, un granule de chaque tous les quarts d'heure. La seconde par les astringents : tannin, alun, comme pour l'hématémèse.

L'hémopthisie symptomatique réclame le traitement de la cause. — Voir Phtisie.

Hémorrhoïdes. — Flux sanguin du rectum. *Actives* ou fluentes : sangsues, ergotine. Hyosciamine contre le spasme des sphincters. Sel Numa Chanteaud. *Passives* ou stagnantes : eau froide, lotions astringentes; arséniate de soude, quatre à six granules par jour. Les tumeurs hémorrhoïdaires ne doivent être retranchées que pour autant qu'elles soient compactes ou organisées de manière à ne plus présenter de danger pour la phlébite.

Hépatite. — Inflammation du foie.

1° *Périphérique ou séreuse.* — Douleurs dans l'hypochondre droit, tantôt lancinantes, tantôt brûlantes, quelquefois aussi vives que la pleurésie, s'étendant à l'épaule droite, occupant même parfois la jambe du même côté et devenant plus vives pendant l'inspiration. Toux purement muqueuse, vomissements, impossibilité de se coucher sur le côté, peau chaude, mordicante (40, 41° c.), pouls accéléré. — Traitement : Sangsues, embrocations iodées, bains, fomentations; hyosciamine et strychnine, un granule de chaque toutes les demi-heures contre les vomissements; aconitine et vératrine pour faire tomber la chaleur et le pouls, un granule de chaque toutes les demi-heures; digitaline pour rétablir la sécrétion urinaire : deux granules toutes les heures, avec une limonade gazeuse.

2° *Centrale, parenchymateuse.* — Teinte jaunâtre des yeux et de la face, goût amer dans la bouche, quelquefois jaunisse complète, vomissements, hoquets, urines safranées, démangeaisons insupportables de la peau, qui est comme parcheminée; anorexie; selles argileuses, décolorées, grisâtres. — Traitement : Sel Numa Chanteaud; hyosciamine et strychnine, un granule de chaque tous les quarts d'heure; vératrine : deux granules toutes les heures, contre les démangeaisons; digitaline comme diurétique; quassine contre l'anorexie.

L'hépatite est due souvent aux miasmes palustres et exige l'emploi de l'arséniate de quinine. Le calomel ne fait qu'augmenter la cachexie.

Hernies. — Irréductibles : 1° par inflammation : sangsues, aconitine; 2° par spasme, hyosciamine, deux granules toutes les demi-heures, jusqu'à réduction. — Voir faits cliniques.

Hoquet. — Symptôme toujours grave, quand il existe un obstacle matériel, une constriction (hernie, iléus, miserere). Il peut être également idiopathique et dépendre d'un état nerveux de l'estomac, comme dans les coliques néphrétiques, ou dans les colites, à cause du voisinage du plexus spermatico-rénal et ses rapports avec le plexus solaire (voir ces mots). Le hoquet nerveux se calmera par l'hyosciamine et de petits morceaux de glace.

Hydarthroses. — Hydropisie des synoviales. Celles par cause externe se traitent par les vésicatoires volants dès le début, l'immobilisation et la compression méthodique. Celles par causes internes exigent l'emploi de la vératrine, de la digitaline, de la colchicine, un granule de chaque toutes les demi-heures, afin d'obtenir la résolution. Ouate salicylée.

Hydrocèle. — Hydropisie de la tunique séreuse du testicule. A l'état aigu : vératrine, digitaline, colchicine, compression méthodique. A l'état chronique : injections iodées, acupuncture.

Hydrocéphalie aiguë. — Voir Méningite.

Hydrocéphalie chronique des enfants. — Ponction de la tumeur, injection iodée. Strychnine ou brucine pour empêcher la paralysie du cerveau.

Hydrophobie. — Horreur des liquides. Dans la rage, dans les affections vermineuses (voir ces mots).

Hydropisie. — Voir Anasarque.

Hypertrophies. — S'entend de l'augmentation de volume

des organes. Pour les organes creux, tels que le cœur,
l'utérus, il s'agit souvent d'une augmentation des parois, suite
de dégénérescences graisseuses ou autres. L'organe est alors
affaibli et il faut lui venir en aide par la strychnine et les arséniates; en même temps on combattra l'hydropisie et l'œdème,
suite de la gêne de la circulation de retour.

Les hypertrophies par hétéromorphie sont au-dessus des
ressources de l'art.

Les hypertrophies du foie et de la rate dépendent le plus
souvent d'intoxications palustres et exigent l'emploi de l'arséniate de quinine, dix à douze granules par jour.

Hypochondrie. — On l'a considérée comme l'hystérie de
l'homme, mais la femme n'en est pas à l'abri. Dans l'hypochondrie il y a un état particulier du sang qui provoque des
phénomènes nerveux et psychiques. C'est donc sur la crase
sanguine qu'il faut agir avant tout, par les arséniates de strychnine, de soude, de potasse, d'antimoine, etc., cinq à six
granules par jour de l'un ou de l'autre. Sel Numa Chanteaud
tous les matins. Les calmants, comme dans l'hystérie.

Hystérie. — Névrose du système nerveux utérin s'étendant à tout le grand sympathique et au système cérébro-spinal,
se traduisant en spasmes, en convulsions, en insensibilité ou
anesthésie et en phénomènes psychiques ou vésanies, se produisant sous forme tonique chez les femmes sanguines; sous
forme clonique chez les femmes faibles, et exigeant, par conséquent, tantôt les relâchants, tel que le bromure de potassium,
tantôt les antispasmodiques : hyosciamine, tantôt les toniques : strychnine. Les éthers ont une action anesthésique qui
ne permet point d'y recourir dans tous les cas. Dans la forme
chronique et périodique les valérianates de quinine, de fer,
de zinc sont indiqués. On en donnera deux ou trois granules
toutes les demi-heures, pendant l'accès. Hors des accès, six à
huit granules par jour.

I

Ictère. — Dû à la résoption de la bile, sinon en substance, du moins dans ses parties colorantes. Il y a, tantôt obstruction, tantôt spasme. Il faut donc agir en conséquence (voir Hépatite, Coliques). Quassine, strychnine, hyosciamine, selon les circonstances. Sel Numa Chanteaud tous les matins, régime végétal, bains, lotions vinaigrées.

Iléus (miserere). — Dû à un étranglement interne, ou à un spasme de l'intestin. L'anxiété du malade étant extrême, il faut chercher à la calmer par la strychnine, l'hyosciamine, le bromhydrate de morphine, un granule de chaque toutes les demi-heures, et si cela ne réussit pas, recourir à la gastrotomie inguinale. — Voir Hernie.

Impetigo. — Petites pustules agglomérées ou discrètes, qui en se desséchant forment des croûtes rugueuses et jaunâtres (impegito figurata sparsa). Agir sur la nutrition, principalement par l'arséniate de soude et le Sel Numa Chanteaud ; cinq à six granules par jour.

Indigestion. — Peut être un accident, un simple écart de régime, qui se dissipe par le Sel Numa Chanteaud et un jour de diète modérée. Celles qui dépendent d'une inertie de l'estomac doivent être traitées par la strychnine, la quassine. — Voir gastrite.

Inflammation. — L'inflammation s'entend du travail phlogosique qui a lieu dans les tissus ou organes, par suite de la fièvre et d'une sorte de coction qu'elle fait subir aux humeurs. Ainsi les globules rouges du sang se gonflent et se déforment, la *fibrine* augmente ; par contre l'albumine diminue, les chlorures se forment en excès. C'est contre ces désordres que le médecin doit agir, et non rester dans une stérile expectation. Symptômes : Frisson de début, suivi de réaction (voir Fièvre inflammatoire ou synoque). Les symptômes locaux dépendront du siége de l'inflammation, et nous renvoyons aux différents articles qui en traitent. — Traitement : Comme dans la fièvre inflammatoire. Les saignées, tant générales que locales, dépendront de l'état symptomatique ou de la géne des fonctions, notamment de la respiration et de la circulation. C'est au tact du médecin à en juger. Au début, on donnera l'arséniate de strychnine, pour aller au-devant de la paralysie des vaisseaux ; l'aconitine et la vératrine sont indiqués quand le thermomètre indique 38, 3⁰ c., un granule de chaque toutes les demi-heures, jusqu'à défervescence. Le matin Sel Numa Chanteaud. Boissons légèrement toniques ou vineuses. Bouillons légers bien dégraissés. Ne pas gorger les malades de tisanes aqueuses. Surveiller l'état local : sangsues, émollients, anesthésiques. Révulsifs : larges vésicatoires.

Insomnie. — Elle peut dépendre d'une surexcitation cérébrale ou fatigue du cerveau. On la combattra par la strychnine, l'aconitine et la digitaline (voir Sommeil). Il faut éviter autant que possible les narcotiques, à cause de l'habitude, et que d'ailleurs ils produisent plutôt un état de somnolence ou de coma.

Intertrigo. — Irritation de la peau produite par le frottement ou le contact avec elle-même. Ne nécessite que des soins externes, surtout chez les enfants.

Intoxication saturnine. — Voir Colique de plomb.

Iritis aiguë. — Caractérisée par les douleurs sus-orbitaires et l'effacement des pupilles, surtout dans l'iritis syphilitique, rhumatismale, etc. — Exige l'emploi de la vératrine et de l'hyosciamine, un granule de chaque toutes les demi-heures, jusqu'à mydriase et cessation des douleurs. — Voir Ophthalmie.

Ivresse. — Le médecin peut être appelé auprès d'individus ivre-morts. Après avoir administré de l'eau tiède salée pour évacuer l'estomac, il est bon de donner de la strychnine pour réveiller la vitalité : un ou deux granules toutes les demi-heures. En cas de délire, il y ajoutera la digitaline, comme il a été dit plus haut. — (Voir Alcoolisme.)

L

Laryngite. — Elle peut être due à une inflammation catarrhale et exige le traitement des catarrhes en général. Sangsues, émollients, sudorifiques, aconitine, vératrine, digitaline ; mais elle peut également présenter un caractère spasmodique, comme dans l'influenza, et même rabifique ; dans ce cas elle se termine généralement par l'œdème de la glotte et la mort. Les causes qui la déterminent sont la morsure d'animaux enragés et même seulement un état de colère ; des irritations réflexes dues à la présence de vers dans le haut du canal intestinal. Les laryngites rabiques présentent un caractère d'accès, qui nécessite l'emploi de l'arséniate de quinine, de l'arséniate de strychnine, et au besoin, de la santonine, la kousséine (voir Vers). Il faut toujours cautériser la plaie, quelle qu'elle soit.

Lèpre. — Nom qu'on donnait autrefois à la plupart des dermatoses, mais restreint aujourd'hui à une affection papuleuse, circonscrite, circulaire, laissant des taches blanches, demi-transparentes, preuve que l'épiderme et le reticulum de Malpighi ont été également atteints. On la combat par les arséniates, notamment de soude, de potasse et de fer, à cause de la dyscrasie : cinq à six granules de chaque par jour. Bon régime. Sel Numa Chanteaud tous les matins.

Léthargie (mort apparente). — Cet état qu'on observe quelquefois dans les maladies de long cours, est caractérisé par un assoupissement profond, qu'il ne faut confondre ni avec la maladie de sommeil (voir Sommeil), où le malade répond quand on le réveille, mais pour retomber aussitôt dans son premier état, sans avoir la conscience de ce qui s'est passé; ni avec le coma où tout rapport avec le monde extérieur est momentanément interrompu. C'est une vie latente, qui se distingue de la mort par la conservation de la chaleur et l'absence de rigidité cadavérique. Indépendamment des frictions énergiques, des pointes de feu, on aura recours à l'arséniate de caféine et à l'arséniate de strychnine : deux granules de chaque de demi-heure en demi-heure, qu'on fera glisser sur le plan incliné de la langue. Au besoin on les donnera en lavement dissous dans de l'eau de son : cinq à six granules pour un lavement, d'heure en heure.

Leucophlegmasie (phlegmatia alba dolens). — Inflammation ou plutôt dépôt dans le tissu cellulaire et dans la peau d'un liquide blanc, qu'on avait attribué au lait épanché, mais qui, en réalité, est formé de leucocythes et de globules graisseux. La réaction étant fort vive, on la calmera par l'aconitine, l'hyosciamine et la strychnine : un granule de chaque toutes les demi-heures. On l'observe chez la femme après des couches laborieuses. — Voir Métropéritonite.

Leucorrhée. — Voir Flueurs blanches.

Lichen. — Maladie de peau de nature cryptogamique, avec prurit, sentiment de chaleur, quelquefois fièvre. On la combattra par la vératrine, un granule toutes les demi-heures, puis par le sulfure de calcium, jusqu'à dégagement d'hydrogène sulfuré (voir Diphthérie). Bains simples ou sulfureux. Sel Numa Chanteaud, boissons et régime rafraîchissants.

La maladie est quelquefois fort rebelle et donne lieu à une

desquammation furfuracée qui la rapproche du phtiriasis (voir ce mot).

Lumbago. — Tour de rein. Peut être également le siège d'une affection de la moelle épinière. Au moindre indice de cette dernière on appliquera un caustique de Vienne, ou des pointes de feu. — Voir Myélite.

Lupus. — Maladie de la peau caractérisée par des tubercules plus ou moins volumineux, qui finissent par s'ulcérer. C'est une scrofulose cutanée, qu'on a confondue longtemps avec la syphilis, augmentant ainsi les désordres par un traitement mercuriel inopportun. Le lupus s'attache surtout aux ailes du nez, à la muqueuse nasale, labiale, et produit des ulcères difficiles à tarir et laissant toujours des traces. Il faut recourir aux reconstituants, principalement aux arséniates de fer, de soude, et à l'huile de foie de morue à haute dose. Il faut que le corps en soit en quelque sorte imprégné. A chaque cuillerée d'huile on ajoutera deux ou trois granules d'arséniate. Régime tonique, bon air, habitation saine, tout ce qu'on ne peut procurer, souvent, aux malades.

Lypemanie. — Voir Hypochondrie.

M

Mâchonnement. — Paralysie des muscles masticateurs dans les affections cérébrales graves. Sulfate de strychnine, deux à trois granules dans la journée. — Voir Paralysie agitante.

Malacia, pica. — Perversion de l'appétit, envies. Dans l'hystérie, dans les aliénations mentales (voir ces mots).

Mal de mer. — Sorte de vertige stomacal causé par le tangage du navire, et qui disparaît par l'emploi simultané de la strychnine et de l'hyosciamine, un granule de chaque toutes les cinq minutes jusqu'à cessation des vomissements.

Maladies du cœur. — Elles sont le résultat de péricardite, cardite, endocardite, ou de dégénérescence graisseuse. Il faut leur opposer la strychnine, l'aconitine et la digitaline : un granule de chaque trois à quatre fois par jour, dans la période d'acuité, et les arséniates de soude, de potasse, d'antimoine, dans la période de chronicité : un granule de chaque trois à quatre fois par jour. Les spasmes cardiaques seront attaqués par l'hyosciamine et la cicutine, comme dans l'angine de poitrine (voir ce mot).

Pour ce traitement il n'est pas nécessaire que l'on ait pu faire un diagnostic précis, souvent obscur dans ces cas. Il faut soulager le malade avant tout. Exutoire aux jambes quand celles-ci gonflent outre mesure, surtout s'il y a polyurie.

Maladies du foie. — Succédant à des hépatites (voir ce mot). Traitement : s'il y a simplement obstruction, arséniate de soude, de potasse, quassine, frictions à l'ioduro de potassium ou à l'iode naissant, etc. S'il y a dégénérescence, telle que la cirrhose, le malade dépérit rapidement. Il faut soutenir ses forces par la strychnine et empêcher la fièvre par l'aconitine et la digitaline : un granule de chaque six fois par jour.

Maladies nerveuses. — Voir Névroses.

Marasme. — Le marasme sans cause organique est dû à un affaiblissement de la vitalité; il faut donc le combattre par la strychnine et les autres modificateurs de la nutrition, tels que l'arséniate de fer dans l'anémie, l'arséniate de potasse dans l'atrophie musculaire.

Le marasme par cause organique est au-dessus des ressources de l'art. On peut cependant soulager le malade en facilitant ses digestions par la quassine et le Sel Numa Chanteaud, et le sommeil par de petites doses de bromhydrate de morphine.

Ménopause. — Voir *Age critique.*

Méningite. — S'entend principalement de l'inflammation de l'arachnoïde.

1o *Méningite simple.* — *Période prodromique :* Malaise général, état frileux, face pâle, pouls petit, perte d'appétit, alanguissement, constipation. Cet état se prolonge quelquefois pendant plusieurs jours; le médecin n'a donc pas besoin pour agir qu'il ait pu asseoir son diagnostic. — Traitement : Sel Numa Chanteaud, brucine et hydro-ferro-cyanate de quinine : un granule de chaque toutes les demi-heures, jusqu'à réaction.

Période d'incubation : Céphalalgie très-intense, photophobie, rigidité musculaire, fièvre intense (40, 41° c.). — Traitement : Caféine, hyosciamine, aconitine : un granule de chaque toutes les demi-heures, jusqu'à défervescence.

Période d'épanchement : État comateux, lenteur du pouls, refroidissement des extrémités, paralysie générale ou résolution musculaire. — Traitement : Digitaline, strychnine, salicylate d'ammoniaque : un granule de chaque toutes les heures. Frictions, larges vésicatoires.

2o *Méningite tuberculeuse.* — *Période prodromique :* Comme dans la méningite simple, mais se prolongeant davantage. Douleurs vagues dans la tête. — Traitement : Strychnine ou brucine et hydro-ferro-cyanate de quinine, afin de diminuer l'irritabilité nerveuse : un granule de chaque toutes les demi-heures.

Période d'invasion : Fièvre intense (40, 41° c.), strabisme, rétrécissement des pupilles, vomissements, constipation, douleur vive à la nuque, convulsions d'un des côtés du corps, insomnie, rêvasseries, cris hydro-encéphaliques. — Traitement : Aconitine, digitaline, un granule toutes les demi-heures. Bromhydrate de morphine, contre la douleur, un granule tous les quarts d'heure, jusqu'à sédation. Sel Numa Chanteaud. Fomentations d'eau sédative sur la tête. Sinapismes aux extrémités ; au besoin, vésicatoires et compresses.

Période d'épanchement : Ralentissement du pouls, abaissement de la température, selles et urines involontaires, paralysie générale. — Traitement : Arséniate de strychnine, arséniate de quinine, un granule toutes les demi-heures pour enrayer la paralysie.

Nota. — Cette période est généralement mortelle, cependant le médecin doit encore agir.

3° *Méningite spinale aiguë.* — *Période d'invasion :* Fièvre (38 1/2, 39° c.), douleur locale vive exaspérée par le moindre mouvement, fourmillement dans les membres, douleurs lancinantes, contractures, mouvements convulsifs. — Traitement : Hydro-ferro-cyanate de quinine, aconitine : un granule de chaque toutes les demi-heures, jusqu'à chute de la fièvre ; camphre bromé, cicutine : un granule toutes les heures contre les douleurs. Pointes de feu *loco dolenti.*

Période de paralysie : D'abord du sentiment, puis du mouvement : des membres, du tronc, de la vessie, du rectum, du pharynx, etc. — Traitement : Hypophosphite de strychnine, sulfate de calabarine (contre la mydriase et l'amblyopie) : un granule toutes les heures.

Nota. — Dans la méningite spinale chronique les symptômes marchent d'une manière lente. — Voir Myélite.

Mentagre (sycosis). — Dartre pustuleuse, affectant particulièrement le menton, et s'attaquant aux bulbes des poils. Elle est due à des productions cryptogamiques ou parasites, qui exigent l'emploi de l'arséniate de soude, puis de l'arséniate de fer, comme reconstituant, cinq à six granules par jour. L'épilation est souvent nécessaire. Sel Numa Chareaud, bains sulfureux.

Métrite. — Inflammation de l'utérus. Outre le traitement commun des inflammations (voir ce mot), instituer un traitement local : frictions sur le ventre avec pommade belladonnée, injections simples ou au chloral boraté, irrigations, etc.

Métro-péritonite. — Cette affection participe des caractères de la métrite et de la péritonite, mais il y a souvent septicémie à cause de la viciation de l'air, des vêtements, des objets de couchage, recélant des microbes et pouvant transmettre la maladie, comme cela a lieu dans les maternités mal tenues. Indépendamment des soins hygiéniques, qui consisteront principalement dans les irrigations au chloral boraté, il faut administrer l'aconitine, l'arséniate de strychnine, l'hydro-ferro-cyanate de quinine pour combattre la fièvre et soutenir la vitalité.

Miasmes. — Production dans l'air de microbes et donnant lieu à des fièvres de fermentation. Il faut faire changer les malades de milieu. — Voir Diathèse palustre, Fièvres intermittentes.

Migraine. — Voir Céphalée.

Muguet (oïdium albicans). — Maladie parasitaire s'attaquant aux enfants pendant la période de l'allaitement, surtout quand ils s'épuisent sur un sein tari, ou bien encore par misère et manque de propreté. L'affection prend quelquefois une forme épidémique, comme la diphtérie, dont elle n'est qu'une forme. Elle exige donc un traitement analogue. — Voir Diphtérie.

Myélite. — Inflammation de la moelle épinière. 1° Dans

l'état aigu : Comme dans la méningite spinale ; il est difficile
en effet de séparer ces deux genres de lésions. 2º Dans l'état
chronique : La maladie est souvent latente et la paralysie se
dessine brusquement. — Même traitement.

Myélite spinale aiguë. — Inflammation de la méninge
de la moelle épinière.

Période d'invasion ou d'irritation : Fièvre (38 1/2, 39º c.),
douleur locale vive s'exaspérant par le moindre mouvement,
fourmillement dans les membres (supérieurs ou inférieurs,
selon la partie de la moelle atteinte), douleurs lancinantes,
contractures, mouvements convulsifs, comme des décharges
d'une pile électrique. Ces symptômes indiquent la myélite et
doivent être combattus activement. — Traitement : Aconitine, cicutine (dans la forme continue) contre la fièvre et les
douleurs lancinantes : un granule de chaque tous les quarts
d'heure ou toutes les demi-heures ; camphre bromé, hyosciamine (en alternant avec les précédents). Frictions : iode à
l'état naissant, sangsues à l'anus, pointes de feu. Hydro-ferro-
cyanate de quinine, contre les accès.

Période de paralysie ou d'épanchement : Paralysie du
sentiment, puis du mouvement, selon le siège de la myélite :
dysphagie, dyspnée, dysurie paralytiques. Dans cette période
le mal est souvent incurable. — Traitement : Hypophosphite
de strychnine : quatre à six granules par jour. Sulfate de calabarine, contre la mydriase et l'amblyopie : un granule toutes
les heures. Ponction et injections iodées. Cette opération,
proposée par M. le professeur Deneffe, doit être instituée
avec les plus grandes précautions. (Voir notre ouvrage :
Génie de la chirurgie contemporaine.)

Myodynie. — Douleurs musculaires. 1º Fatigue, efforts :
bains, cataplasmes, ventouses, embrocations ; 2º Rhumatismale : frictions iodées ; aconitine, vératrine (forme aiguë),
arséniate ou salicylate de soude (forme chronique) : une
dizaine de granules par jour ; 3º Saturnine, crampes suivies

de paralysies : strychnine, hyosciamine, cicutine : un granule
de chaque toutes les demi-heures ; purgatif huileux, bains /e
vapeurs sulfhydriques, sulfure de calcium : six à huit granules par jour.

N

Nausées. — Envies de vomir, mal de cœur. Directe :
irritation du voile du palais ; réflexe : gastrique, cérébrale,
utérine, etc. Strychnine et hyosciamine : un granule de
chaque toutes les demi-heures, jusqu'à sédation (mal
de mer).

Néphrite. — Inflammation des reins. Douleurs s'étendant
jusqu'au testicule, avec retraction de ce dernier ; urines
rouges, sanguinolentes ; spasme uréthral. — Traitement :
Sel Numa Chanteaud, bains prolongés ; hyosciamine, cicutine,
digitaline : un granule de chaque de demi-heure en demi-
heure, jusqu'à sédation.

Néphrite albumineuse, mal de Bright etc. — Voir
Albuminurie.

Névralgies. — Elles sont caractérisées par des douleurs
vives, exacerbantes ou intermittantes, suivant le trajet de la
branche nerveuse affectée et ses ramifications, et s'étendant
aux nerfs qui sont anastomosés avec elle ou simplement
accolés. C'est souvent le névrilème qui est enflammé, et alors
le nerf se dessine comme une corde tendue, le long de
laquelle il se forme une traînée rouge et chaude. Le traitement se déduit de ces diverses circonstances. Sangsues le
long du nerf affecté, embrocations narcotiques, quelquefois
même pointes de feu. A l'intérieur, aconitine, vératrine, arséniate de quinine, selon que le mal est continu ou intermittent ; codéine, cicutine, bromhydrate de morphine contre
le spasme et la douleur, un granule tous les quarts d'heure
ou toutes les demi-heures ; Sel Numa Chanteaud comme

rafraîchissant. Dans l'état chronique hydrotérapie, douches salines, lavements au chloroforme, au camphre, à la térébenthine, etc.

Névrose. — Ce sont des affections ou des troubles nerveux sans douleur physique, mais où le malade souffre souvent moralement, comme dans l'hypochondrie. Elles peuvent s'attaquer aux centres cérébraux-spinaux, aux organes des sens, aux centres nerveux viscéraux, et s'indiquent par des troubles fonctionnels, sans qu'on puisse dire qu'il y a lésion de structure. C'est pour cela peut-être qu'elles sont si difficiles à vaincre. Elles tournent souvent à la vésanie et à l'aliénation mentale. — Voir Hypochondrie, Aliénation mentale.

O

Obésité. — État congénital, sans troubles de fonctions, coïncidant au contraire avec les apparences de la santé, seulement il y a inertie musculaire. Traitement par l'arséniate de soude et l'arséniate de strychnine, un granule de chaque trois à quatre fois par jour ; eaux minérales alcalines. Avoir soin de ne pas faire maigrir trop rapidement, le corps étant alors comme dans un sac.

Odontalgie (névralgie dentaire). — 1° Organique : carie, scorbut ; chloral boraté, eau de Botot, alun dissous dans l'éther pour rincer la bouche, cautérisation, avulsion. — 2° Rhumatismale : s'exaspère le soir ; hydro-ferro-cyanate de quinine, aconitine, strychnine, un granule de chaque toutes les demi-heures jusqu'à sédation. — 3° Symptomatique, dans la grossesse, les dyspepsies : strychnine, hyosciamine, un granule de chaque jusqu'à sédation. 4° Toxique : Dans les dyscrasies mercurielles.

Œdème de la glotte. — Succédant souvent à de violents accès striduleux, tels que l'hydrophobie, et pouvant se terminer par asphyxie ou congestion cérébrale. Don-

ner l'arséniate ou l'hydro-ferro-cyanate de quinine conjointement avec l'hyosciamine; au besoin pratiquer la trachéotomie (voir Croup).

Onanisme. — Le traitement doit être surtout moral; on
surveillera les victimes de ce vice, mais d'une façon discrète;
on fera appel à l'amour-propre, etc. Comme traitement hygiénique, vie au grand air, exercice, hydrothérapie. Granules
de camphre bromé, cicutine, brucine, narcéine, atropine.

Onyx, onglade, ongle incarné. — S'il dépend de causes
externes réclame un traitement chirurgical. L'onyx syphilitique exige un traitement interne, en même temps que l'avi-
vement des chairs par le sublimé corrosif. L'iodoforme est
utile pour calmer la douleur.

Ophtalmie. — Inflammation des diverses parties de
l'œil, soit isolément, soit conjointement, soit successivement.
Les caractères objectifs varient donc d'après les tissus entrepris. Nous ne pouvons qu'indiquer ici le traitement dans la
forme aiguë et dans la forme chronique.

Ophtalmies aiguës : Elles se distinguent par leur extrême
violence, sous le rapprot de la fièvre, de la douleur et du
spasme. Il faut donc les attaquer vivement par les déplétions
sanguines (s'il y a lieu), l'aconitine, la vératrine, l'hyosciamine
dans la forme continue, et par l'hydro-ferro-cyanate de
quinine dans la forme rémittente. On donnera donc de ces
divers médicaments un granule tous les quarts d'heure, jusqu'à sédation (selon les symptômes'.

Symptômes catarrhaux : Larmoiement, picotements, sensation de grains de sable, yeux injectés. — Sel Numa Chanteaud; hydro-ferro-cyanate de quinine, deux granules toutes
les demi-heures.

Symptômes inflammatoires. — Chaleur au-dessus des or-
bites et dans la profondeur, peau sèche, mordicante (39, 40° c.),
douleurs vives intra et sus-orbitaires. — Traitement : Aco-

nitine, vératrine, un granule de chaque toutes les demi-heures ; révulsifs, occlusion des yeux, saignée au besoin, sangsues aux tempes.

Symptômes nerveux. — Photophobie, blépharo-spasme, resserrement des pupilles, insomnie. — Traitement : Hyosciamine, sulfate de strychnine, un granule de chaque toutes les demi-heures, jusqu'à sédation du spasme ; bromhydrate de morphine contre l'insomnie et la douleur, bains de pieds.

Parmi les ophtalmies aiguës, on compte l'ophtalmie blennorrhagique, comme particulièrement violente et entraînant rapidement la fonte de l'œil. Elle exige un traitement anti-blennorrhagique. — Voir Blennorrhagie.

L'ophtalmie scrofuleuse se distingue par sa ténacité et exige le traitement anti scrofuleux. Il en est de même des autres ophtalmies diathésiques. — Voir médications.

Dans la forme chronique les vaisseaux, paralysés, restent engorgés, la chaleur, le picotement, la rougeur persistent, mais la fièvre a disparu. Dans cette période, il faut employer la strychnine à l'intérieur et les astringents à l'extérieur : nitrate d'argent, sulfate de zinc, même à dose cautérisante, ayant soin d'agir superficiellement. Laisser l'organe se faire doucement à l'air et à la lumière. La suppuration est le phénomène le plus fâcheux de l'ophtalmie, tant aiguë que chronique, surtout à cause des qualités irritantes et infectieuses du pus. C'est pour cela que les cautérisations sont nécessaires, même quelquefois dans l'état aigu.

Orchite. — Inflammation du testicule et de son annexe. Caractérisée par des douleurs tensives qui remontent jusqu'à la région lombaire. Se calme par la cicutine, le bromhydrate de morphine, un granule de chaque jusqu'à sédation. Le traitement externe consistera surtout dans les frictions à l'iode naissant et la compression méthodique.

L'orchite blennorrhagique réclame l'emploi des balsamiques. — Voir Blennorrhagie.

L'orchite syphilitique doit être traitée comme syphilis (voir ce mot).

Orthopnée. — Menace de suffocation, dans toutes les affections striduleuses. Se combat par la strychnine et l'hyosciamine. — Voir Asthme, Angine de poitrine.

Ostéomalacie. — Voir médication ostéoplastique ou antirachitique. *La poudre zootrophique du professeur G. Polli* granulée Numa Chanteaud rend de grands services et doit faire la base du traitement.

Ostéo-Myélite. — Inflammation de la membrane médullaire des os. Dans les fractures, les plaies : Frisson violent, suivi de réaction (40, 41° c.), douleurs térébrantes, gonflement et étranglement de la moelle. Fièvre erratique, pyoémie. — Traitement : 1° Externe : cautérisation, trépanation. 2° Interne : comme dans la pyoémie.

Nota. L'ostéo-myélite est aujourd'hui conjurée par le mode opératoire, qui tend à la réunion immédiate, et par les pansements antiseptiques de Lister.

Otalgie. — Névralgie de l'oreille caractérisée par des douleurs lancinantes, térébrantes, procédant par accès réguliers. Il faut y opposer les fumigations, l'aconitine, la cicutine, le bromhydrate de morphine, l'hydro-ferro-cyanate de quinine, selon la marche des symptômes. — Voir *Névralgies.*

Otite aiguë. — Douleurs vives, térébrantes, retentissant dans la tête, bourdonnements, tintements, troubles dans la coordination des mouvements, mal de mer. — Traitement : Strychnine et hyosciamine, un granule de chaque toutes les demi-heures ; sangsues derrière les oreilles ; fumigations aromatiques, bains de pieds ; injections émollientes. Sel Numa Chanteaud.

Otorrhée. — Succède à l'otite aiguë, ou bien est la conséquence de l'otite chronique. Il faut, dans ces derniers cas, examiner l'oreille au spéculum, et s'il y a des ulcérations du tympan, les cautériser avec un sel de plomb. On obtiendra ensuite la cicatrisation par l'instillation de baumes du Pérou, de la Mecque, etc. — Faire le traitement anti-diathésique.

Ozène. — Affection scrofuleuse de la pituitaire, à odeur repoussante. Entraîne souvent la destruction du vomer et l'affaissement du nez. On fera des injections avec le chloral boraté et on instituera le traitement antidiathésique.

P

Palpitations du cœur. — Symptôme nerveux : dans l'anémie, la chloro-anémie, l'hystérie (voir ces mots), mais pouvant également dépendre d'une maladie organique du centre circulatoire. Il faut donc toujours agir dans cette pré-vision : donner l'arséniate de fer et la digitaline, l'arséniate de caféine, comme modérateurs du cœur, un granule de chaque toutes les demi-heures jusqu'à sédation. On a préconisé l'emploi du café vert, peut-être à cause du tannin. Dans ce cas il ne faut pas le mêler aux alcaloïdes, qui seraient détruits par l'acide tannique.

Paralysie. — Elle est idiopathique ou symptomatique. Sous la première forme il n'y a pas de lésion organique et elle cède quelquefois aussi rapidement qu'elle est venue. C'est une sorte de torpeur, de stupeur, comme on l'observe dans les pays chauds. Beaucoup de névroses s'accompagnent de paralysie : telle la paralysie agitante des enfants. La cho-rée rentre dans cette catégorie. Il faut y opposer la brucine, le cyanure de zinc, à petites doses souvent répétées, un gra-nule toutes les demi-heures. Quelquefois il faut y joindre l'hyosciamine (voir *Chorée*).

Les paralysies organiques sont souvent incurables, quand

elles dépendent d'une sclérose, d'une tumeur. On doit alors s'attacher à maintenir la vitalité dans les parties avoisinantes, par la strychnine, l'aconitine, l'hyosciamine.

Péricardite. — Inflammation du péricarde.

Période d'invasion : Frisson irrégulier, douleurs pongitives, comme des coups de poignard. — Traitement : Hydro-ferro-cyanate de quinine et cicutine, deux granules de chaque tous les quarts d'heure ; large vésicatoire ; saignée générale si l'état du pouls l'indique, massages électriques.

Période de réaction : Fièvre intense, chaleur sèche, mordicante (40, 41 c.). Pouls accéléré, plutôt serré que dur, toux cardiaque brève, sans expectoration, constipation, insomnie, agitation. — Traitement : Sel Numa Chanteaud à dose purgative, aconitine, vératrine, digitaline, un granule de chaque tous les quarts d'heure. Le soir codéine et bromhydrate de morphine, un à deux granules toutes les demi-heures, jusqu'à sommeil.

Période d'exsudation et d'épanchement : Bruits de cuir neuf, de soufflet, de râpe, de scie. Dyspnée, faiblesse du pouls, lipothymie, voussure de la région cardiaque. — Traitement : arséniate de strychnine, arséniate de soude, hyosciamine, un granule de chaque toutes les demi-heures ; large vésicatoire ; colchicine, scillitine, un granule de chaque toutes les demi-heures ; paracentèse cardiaque au point le plus distendu. — Voir *Cardite.*

Périparotidite (oreillons). — Inflammation phlegmoneuse au devant de l'oreille, dans le tissus cellulaire périparotidien. — 1o Par cause externe : froid, blessure ; 2o par cause interne (typhus) est souvent critique, dans ce sens qu'elle annonce le retour de la plasticité du sang. — Sangsues, émollients, caustiques de pâte de Vienne pour limiter l'inflammation. Ouvrir l'abcès dès qu'il y a fluctuation ou œdème de retour. Reconstituer le sang par les arséniates.

Péritonite. — Inflammation du péritoine.

Période d'invasion : Malaise général, frisson, pouls petit, chaleur vive (40, 41º). — Traitement : Hydro-ferro-cyanate de quinine et strychnine, un granule de chaque tous les quarts d'heure.

Période de réaction : Peau sèche; pouls accéléré, mais petit; ventre en pointe, très douloureux; urines rares. — Traitement : Aconitine, vératrine, digitaline, un granule de chaque tous les quarts d'heures; embrocations belladonées; ceinture élastique du ventre.

Période de collapsus : Vomissements; hoquet, affaissement du ventre. — Traitement : Arséniate de strychnine et hyosciamine, un granule de chaque tous les quarts d'heure. — Voir *Métropéritonite.*

Pérityphlite. — Voir *Typhlite.*

Phagédénisme. — Fermentation des plaies et ulcères, qui se couvrent de microbes, deviennent fongueux et répandent une odeur infecte et tendent à gagner les parties environnantes. Il faut les traiter par la poudre d'iodoforme, la cautérisation végétale ou minérale, les antiseptiques, et à l'intérieur par les arséniates, les salicylates.

Pharyngisme. — Affection spasmodique du pharynx, avec impossibilité d'avaler, se rattachant souvent à des affections vermineuses, pouvant aller jusqu'à l'hydrophobie (voir ce mot). — Traitement : Hyosciamine et bromhydrate de morphine en injections hypodermiques, badigeonnages à l'iode naissant.

Phlébite (inflammation des veines). — Traumatique : plaies, opérations. La veine est tendue, noueuse, douloureuse, avec des traînées érésypélateuses, quand elle est superficielle. Se termine par exsudation ou suppuration. Quand la phlébite est extérieure il n'y a pas de danger, la chose se terminant par abcédations localisées. Dans la phlébite intérieure, l'exsudat obstrue la veine et donne lieu à la thrombose. L'abcédation se faisant dans la veine même, si le sac pyoémique se rompt à l'intérieur, il y a pyoémie directe ou par mélange du pus au sang. Les embolies peuvent se former dans les parenchymes, notamment le cœur, et donner lieu à des accidents mortels. La fièvre qui accompagne la phlébite est précédé d'un frisson violent, sueur de réaction (40, 41° c.), — Traitement : 1° Externe : ventouses scarrifiées, embrocations mercurielles belladonées, frictions à l'iode naissant, compression méthodique par l'appareil ouaté; 2° Interne : Hydro-ferro-cyanate de quinine au début, puis aconitine, vératrine, un granule de chaque toutes les demi-heures (voir *Fièvre*). Strychnine, en cas d'emboles, pour rétablir la circulation, un granule toutes les demi-heures.

Phlegmatia alba dolens. — Voir *Leucophlegmasie.*

Phrénite. — Inflammation du diaphragme. Douleurs vives à la base de la poitrine, forçant le malade à se tenir ployé en deux; toux saccadée, sans expectoration; hoquet; pouls vif, petit, parfois intermittent; rire sardonique; chaleur vive, 40° c. — Traitement : Saignée générale, si l'état du pouls l'indique; Sel Numa Chanteaud à dose purgative; hyosciamine, aconitine, cicutine, un granule de chaque de quart d'heure en quart d'heure, jusqu'à sédation; ventouses scarrifiees; embrocations belladonnées; immobilisation de la base du thorax au moyen d'une ceinture élastique.

Nota. L'inflammation du diaphragme s'étend parfois à la plèvre et produit les symptômes de la pleurésie (voir cette dernière).

Pitiriase (maladie pédiculaire). — Due au manque de soins de propreté, comme autrefois dans les prisons, les hôpitaux. En général la phtiriase est un signe de faiblesse constitutionnelle, une sorte de lymphatisme dû ou manque d'éléments salins dans le sang. On donnera un régime salin, le fer comme reconstituant (arséniate) et la strychnine comme excitant. Soins rigoureux de propreté.

Phtisie. — S'entend surtout de la phtisie pulmonaire. Elle est caséeuse ou tuberculeuse. Il est important de distinguer ces deux états anatomo-pathologiques, puisque l'un est curable, l'autre pas. La caséose est à proprement parler la scrofulose pulmonaire, et s'étend aux ganglions bronchiques. M. le docteur Pinel, par sa névropressie cervicale, nous a fourni le moyen de reconnaître si les ganglions sont entrepris ou non. Le traitement de la caséose pulmonaire est le même que celui de la scrofulose.

La phtisie tuberculeuse est généralement incurable, parce qu'elle se reproduit sans cesse. Il faut surtout s'attacher à combattre la disposition héréditaire par les arséniates. On abattra la fièvre par l'aconitine, la vératrine ; la toux par la codéine et l'iodoforme, un granule de chaque toutes les heures, et on facilitera l'expectoration par l'émétine et la strychnine, trois à quatre granules par jour.

Phtisie abdominale. — Voir *Carreau*.

Pian. — Maladie de peau propre à l'Amérique du Sud, probablement due à des morsures d'insectes, dont les boutons se sont envenimés et sont devenus fongueux, comme une fraise. Il faut les détruire par le nitrate d'argent t faire des lotions à l'acide salicylique très dilué. A l'intérieur on donnera les alcaloïdes défervescents pour corriger les ardeurs du sang et éloigner les mouches et autres insectes par l'amertume de la sécrétion cutanée. On empêche également ainsi la fièvre éruptive. Le matin Sedlitz Numa Chanteaud.

Le pian, abandonné à lui-même, dégénère en ulcères de mauvaise nature. Voilà pourquoi on l'a considéré comme syphilitique, bien qu'il n'en ait nullement les caractères.

Pleurésie. — Inflammation de la plèvre.

Période d'invasion : Frisson de début, point pleurétique augmentant par l'inspiration mais pas à la pression, toux saccadée, sèche. — Traitement : Saignée générale si la tension du pouls l'exige, si non large vésicatoire. Hydro-ferro-cyanate de quinine et cicutine, un granule de chaque tous les quarts d'heure.

Période de réaction : Chaleur sèche (40, 41° c.), pouls serré, à 120 ; augmentation de la douleur. — Traitement : Aconitine, vératrine, cicutine, un granule de chaque toutes les demi-heures.

Période d'épanchement : Égophonie, matité montante, à moins d'adhérences, œdème local et des extrémités, dyspnée croissante, pouls petit. — Traitement : arséniate de strychnine et digitaline, un granule de chaque toutes les demi-heures. Sel Numa Chanteaud. Thoracocentèse capillaire. Compression du thorax.

Pleuro-pneumonie. — Voir Pleurésie, Pneumonie.

Pneumatose. — Production de gaz dans les viscères creux. — 1° Par décomposition putride : lavages au sel Numa Chanteaud, au chloral boraté (en injections); toniques : vin, quassine. — 2° Par névrose : hystérie, hypochondrie : strychnine, hyosciamine, un granule de chaque toutes les demi-heures.

Pneumonie. — Inflammation du poumon.

Période d'invasion : Frisson violent, oppression, pouls déprimé, face pâle. — Traitement : Strychnine et hydro-ferro-cyanate de quinine, un granule de chaque tous les quarts d'heure. Boisson chaude, Sel Numa Chanteaud.

Période de réaction : Fièvre chaude (39, 40° c.), chaleur sèche, constipation, face vultueuse, céphalalgie, souvent état comateux, toux à l'inspiration, crachats spumeux, rouillés, sentiment de bouillonnement dans la poitrine, pouls dur, urines rares et rouges, congestion du foie avec ictère, congestion des reins avec albuminurie. Traitement : Sel Numa Chanteaud, une cuillerée à soupe; saignée répétée au besoin, tant que le pouls reste dur; aconitine, vératrine, digitaline, un granule de chaque tous les quarts d'heure; ventouses sèches ou scarrifiées, badigeonnage au chloroforme collodionné, frictions iodées à l'état naissant.

Période d'exsudation : Absence de bruits respiratoires, à moins de râles bronchiques; matité aux points entrepris, douleur gravative du côté où siège le mal. — Traitement : Strychnine et cyanure de zinc, un granule de chaque toutes les heures; podophyllin et hyosciamine, en cas d'obstruction abdominale, un granule de chaque toutes les demi-heures, jusqu'à effet.

Période d'expectoration : Crachats épais, non aérés, collant au vase et allant au fond; toux grasse. — Traitement : Arséniate de soude, kermès minéral, un granule de chaque toutes les demi-heures.

Période de résolution : Diminution de la fièvre, chaleur et pouls à peu près à l'état normal, selles bilieuses, comme du méconium. — Traitement : Lavage intestinal, quassine aux repas, vin de quinquina.

Période de suppuration : Râles à grosses bulles, matité de la poitrine aux points entrepris, frissons irréguliers, expectoration abondante mélangée de pus. — Traitement : Arséniate de quinine et arséniate d'antimoine, un granule de chaque toutes les heures.

Nota. — Les périodes que nous venons de décrire n'existent que pour autant qu'on laisse la maladie marcher, ou que le médecin a été appelé quand telle ou telle période était déjà engagée. Il faut donc agir dès le début avec énergie, comme nous l'avons indiqué pour la première et la deuxième périodes, les seules qu'on puisse faire avorter. La fièvre une fois abattue, la maladie entre en résolution, sans exsudation ni suppuration.

D'ordinaire, l'inflammation de la plèvre et de la périphérie pulmonaire marchent de concert. Il faut combiner alors les deux traitements. Si le médecin est appelé à temps il pourra faire avorter ces maladies par un traitement énergique, tel que nous venons de l'indiquer. Rarement les deux poumons s'engagent à la fois, ni même leurs différents lobes. Cela arrive par voisinage ou par sympathie. Raison de plus d'agir, au lieu de faire de l'expectation, presque toujours mortelle dans ces cas. Aussi est-on en droit de se demander si c'est la maladie qui a tué le malade ou si c'est le médecin qui l'a laissé mourir.

La pneumonie centrale se décèle, plus par les signes généraux que par les signes locaux. Du moins faut-il une oreille très exercée pour la reconnaître. Mais ce n'est pas une raison de ne pas agir.

Pneumonie ataxique ou typhoïde. — Aux symptômes de la pneumonie viennent se joindre ceux de l'adynamie : fuliginosités de la bouche, somnolence, délire tranquille, tremblottement des membres, selles fétides, brunâtres, tension des hypochondres, gargouillement dans les fosses iliaques, peau striée. Dans ce cas il faut être prudent avec les défervescents et les constrostimulants. Les arséniates et les salicylates doivent faire la base du traitement, avec le lavage intestinal au Sel Numa Chanteaud. On donnera du vin coupé et du bouillon froid dégraissé.

Polydipsie (soif excessive). — Peut dépendre d'un manque de principes salins dans le sang. — Voir Diabète.

Pourriture d'hôpital (gangrène humide des plaies). — Se présente surtout dans les ambulances et hôpitaux encombrés, où les soins de propreté manquent. La plaie se couvre d'une couche pultacée, qui tombe pour se renouveler, de manière à mettre à nu les muscles, les nerfs, les vaisseaux. Cette pourriture est donc très douloureuse et donne lieu à des hémorrhagies qui affaiblissent fortement les blessés. Il faut panser ces plaies antiseptiquement, par le jus de limon, comme dans la diphtérie (voir ce mot), et donner à l'intérieur les arséniates, le sulfure de calcium, le quinquina et du bon vin.

Priapisme. — Orgasme de la verge, dû souvent à l'emploi des anaphrodisiaques (cantharides). On le calmera par le camphre mono-bromé et la compression méthodique. L'application de la glace pourrait accélérer la gangrène. Sel Numa Chantaud comme rafraîchissant.

Proctalgie. — Névralgie anale : continue, intermittente, directe, sympathique. Bains, suppositoires belladonés, hyosciamine : un granule toutes les demi-heures, jusqu'à sédation. Hydro-ferro-cyanate de quinine, deux granules toutes les demi-heures avec un granule hyosciamine pendant toute la durée de l'accès.

Proctorrhagie. — Voir Hémorrhoïdes.

Proctorrhée. — Catarrhe du rectum. — Voir Catarrhe.

Prurit. — Symptôme propre aux femmes à l'âge de retour. Doit se calmer par la vératrine : un granule toutes les demi-heures jusqu'à sédation, et des fomentations narcotiques : datura stramonium, belladone, etc. S'il y a en même temps vaginisme, on donnera le camphre mono-bromé et la cicutine.

Psoriasis. — Voir Lèpre.

Pustule maligne. — Voir Charbon.

Pyrosis. — Sensation d'un fer chaud dans l'estomac. Se calme par la strychnine, l'hyosciamine et le Sel Numa Chantaud. — Voir Gastralgie.

R

Rachitisme. — Nous ne reviendrons pas ici sur ce que nous avons dit aux médications. — Voir Médication ostéoplastique ou antirachitique.

Rage. — Le traitement Pasteur doit être institué le plus tôt possible. En attendant, cautériser profondément la plaie et donner camphre bromé, cicutine, hyosciamine, strychnine. Le *Répertoire* enregistre quelques cas de succès du traitement dosimétrique, dans une maladie considérée comme incurable.

Rétention d'urine. — Il y a le plus souvent, à la fois spasme et paralysie, d'où la double indication de la strychnine et de l'hyosciamine, un granule de chaque toutes les demi-heures. Le grand bain facilite beaucoup le traitement.

Rhumatisme. — Ici encore nous renvoyons aux médications dosimétriques, où le traitement prophylactique et actif se trouve décrit avec détail.

Rougeole. — Pour la plupart des médecins, comme pour le public, on se borne à tenir chaudement les petits malades, et à des boissons chaudes, pour favoriser l'éruption. On oublie que, dans un assez grand nombre de cas, cette éruption est irrégulière et ne se produit qu'au prix d'accidents très sérieux, jusqu'à faire craindre une méningite. L'éruption peut être insignifiante par rapport aux graves symptômes qui l'ont précédée; ou bien encore, elle peut se transformer, bleuir, en même temps que le cerveau, les poumons sont envahis. Il y a métastase cérébrale cardiaque ou pulmonaire. La rougeole est donc loin de se présenter toujours sous une forme normale, bénigne.

Il faut surveiller étroitement les bronches, le cerveau, le cœur.

Traitement. — Dès le début, combattre la prostration par les granules de brucine, d'heure en heure, et la fièvre par ceux d'aconitine ou de vératrine (nous préférons ces derniers dans la rougeole); on les fera prendre d'heure en heure. Sous leur influence, la chaleur excessive de la peau sera enchaînée et l'éruption, loin d'être contrariée, se fera dans le calme et l'apaisement général

Point de chaleur exagérée, dans la chambre du malade; point d'amas de couvertures, sous prétexte de favoriser l'éruption.

Si on constate des signes de broncho-pneumonie, on les combattra par l'emploi simultané des granules de vératrine et de brucine, un de chaque toutes les heures.

On tiendra le ventre libre par le sel granulé de Sedlitz, une demi-cuillerée à café dans de l'orangeade.

Si l'enfant est âgé de moins de deux ans on pourra renoncer à l'aconitine, et donner seulement pendant la journée trois à quatre granules de vératrine et de brucine, écrasés dans de l'eau sucrée.

S

Scarlatine. — Le traitement est le même que celui de la rougeole (voir ci-dessus). Les complications de la scarlatine ayant lieu du côté de la gorge et l'angine pouvant prendre un caractère gangréneux, il faut y veiller heure par heure, car le mal se déclare souvent brusquement. Il faut donc soutenir la vitalité par la strychnine ou la brucine, et suivre le traitement indiqué (voir Angine gangréneuse) dès que le mal se déclare.

Sciatique. — Névralgie du nerf sciatique, improprement appelé *goutte sciatique*. — Voir Névralgies.

Sclérose, sclérose (induration). — S'entend particulièrement des indurations qui se forment dans le corps de la moelle épinière et qui sont cause des douleurs lancinantes ou des convulsions, selon les parties des cordons médullaires comprimés. Dans l'épilepsie nous avons observé l'induration des olives. Beaucoup d'affections convulsives rebelles aux ressources de l'art sont probablement dues à cette cause. On ne peut donc que calmer les lançures et les convulsions par l'hyosciamine, la cicutine et l'aconitine, surtout s'il y a tendance à l'hypérémie et à l'inflammation.

Splénite. — Inflammation de la rate.

Périphérique : Douleurs dans l'hypochondre gauche, s'étendant à l'épaule de ce côté et à la région rénale ; vomissements ; hoquet, état lypothimique. — Traitement : Le même que pour le foie (voir ce dernier).

Centrale : Teint terreux ; peau chaude, mordicante ; vomissements ; constipation. — Le traitement comme dans l'hépatite.

Nota. Les engorgements de la rate donnent lieu à la leucocythémie.

Syphilis. — Voir Médication antisyphilitique.

T

Tétanos. — Quoique extrêmement grave, le tétanos n'est pas toujours au-dessus des ressources de l'art. Pour le double traitement externe et interne, dont le détail, pourtant indispensable, nous entraînerait trop loin, nous renvoyons à notre *Guide du médecin dosimètre* (page 626).

Trachélisme. — Contraction spasmodique du muscle trachélo-mastoïdien (sterno-cleïdo-mastoïdien). Affection très-douloureuse et très-dangereuse à cause du nerf spinal ou accessoire du pneumo-gastrique. Procède par accès tétaniformes. La face est vultueuse et cyanosée pendant les accès. D'ordinaire il y constipation. — Traitement : Sel Numa Chanteaud à dose purgative ; frictions à l'iode naissant et cataplasmes laudanisés ; lavements au chloral boraté. A l'intérieur hyosciamine, cicutine, bromhydrate de morphine, un granule tous les quarts d'heure. Hydro-ferro-cyanate de quinine dans l'intervalle des accès.

Trismus (serrement des mâchoires). — 1° Rhumatismal : fumigations ; arséniate de soude, hyosciamine, un ou deux granules de chaque toutes les heures. — 2° Traumatique : arrachement de dents, plaies par instruments piquants ou arrachants (Tétanos). — 3° Sympathique, chez les nouveau-nés, dans la dentition : brucine, hyosciamine, un granule do chaque écrasés dans de l'eau d'amidon, pour trois à quatre lavements. — 4° Cérébral : dans la méningite (voir ce mot). —5° Névrosique : dans l'hystérie (voir ce mot).

Typhlite. — Inflammation du cœcum. — Voir Colite.

U

Uréthrite. — Inflammation de l'urèthre. Voir Blennorrhagie.

Urticaire ou fièvre ortiée. — On appuiera surtout sur la vératrine et l'aconitine pendant les poussées exanthémateuses à la peau ; puis sur l'hydro-ferro-cyanate de quinine, pour prévenir le retour de ces derniers. Régime doux, éviter le poisson de mer, les coquillages, le porc, etc. Arséniates de soude et de strychnine aux repas.

V

Variole. — Elle a souvent une période d'incubation fort longue : d'une à trois semaines, pendant laquelle le sujet reste abattu, ne bougeant pas, d'une humeur maussade, et avec un dérangement gastrique qui va jusqu'aux vomissements. Il porte la main au front, comme pour dire que là est la douleur ; les yeux ne souffrent pas la lumière. Vers le soir, il y augmentation de chaleur à la peau, et à la nuit, le sommeil est troublé.

On purgera avec le Sedlitz granulé, et ensuite on donnera 3 à 4 granules de brucine et 8 à 10 d'hydro-ferro-cyanate de quinine, afin de prévenir la paralysie des vaisseaux. Dès que la fièvre survient, marquant 39°, 40°, 41°, on aura recours à l'aconitine ou à la vératine (un granule toutes les demi-heures) jusqu'à ce que le thermomètre médical soit revenu à 38°. L'éruption apparaissant alors, on la favorisera par des boissons légèrement sudorifiques (tilleul, sureau) et on épongera le corps avec une solution de chloral et de borax afin d'empêcher le prurit cuisant ; pour sauvegarder le visage, on l'oindra de vaseline associée à moitié d'onguent napolitain (très efficace) ; en agissant ainsi, on évitera certainement les suppurations prolongées et ces ulcérations du derme qui laissent des traces profondes.

Vers la fin, la fièvre variolique devient erratique. C'est le moment de revenir à la quinine (un granule d'arséniate de quinine toutes les heures). Or, c'est cette fièvre de suppuration qui constitue le danger. Un autre danger provient des pustules qui se développent dans le pharynx et le rectum. Il faudra donc faire usage, à temps, de gargarismes et de lavements au chloral boraté (formule : chloral, 10 gr. ; borate de soude, 5 gr. pour un litre d'eau).

Quand les surfaces seront entreprises, on les traitera comme des brûlures, c'est-à-dire qu'on les couvrira de fines mousselines trempées dans de l'huile douce, à laquelle on ajoutera 1 1/2 p. c. d'acide phénique bien neutre. Afin d'écarter les vibrions et bactéries, qui rendent la contagion plus dangereuse, on fixera les mains de l'enfant pour l'empêcher de se gratter.

C'est ainsi que le médecin actif et attentif ramènera la maladie à une marche bénigne, et conjurera les symtômes cérébraux où pulmonaires, qui rendent si souvent cette maladie mortelle. En même temps, un milieu bien aéré, et une température modérée.

Vomissement. — 1° Saburral : langue sale, bouche mauvaise. Sel Numa Chanteaud, puis quassine. — 2° Irritatif (voir gastrite, hépatique, splénique, péritonite, colite, etc.); utérins (incoercibles dans la deuxième moitié de la grossesse). Strychnine, hyosciamine, morphine. — 3° Sténotique : étranglements internes, iléus, miserere. Hyosciamine, trois granules toutes les demi-heures ; gastrotomie. — 4° Névrosique : hystérie (voir ce mot).

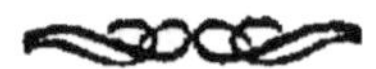

ÉLECTRO-THÉRAPIE.

NOTRE corps est constamment sillonné par des courants nerveux auxquels est dû le jeu de nos organes ; courants, les uns partant du centre cérébro-spinal à la périphérie et vice-versâ, les autres du grand sympatique. L'électro-thérapie a pour but de remplacer momentanément ces courants suspendus par la maladie et d'entretenir ainsi artificiellement le mouvement de la machine, en attendant qu'il soit rétabli naturellement. Il va de soi que pour que ce traitement réussisse il faut que les centres d'action et d'émission ne soient pas détruits. C'est ce que les médecins qui veulent s'occuper d'électro-thérapie doivent bien comprendre et surtout faire comprendre à leurs malades, s'ils ne veulent encourir le reproche d'empirisme et même de charlatanisme.

Autrefois on n'avait que des appareils statiques ; ce fut celui dont le médecin génevois Jallabert se servit, le premier, en 1748. Son malade était atteint d'hémiplégie, suite d'attaque d'apoplexie.

Il n'avait à sa disposition que la machine à disques de verre, produisant des étincelles et des commotions plus ou moins fortes. Son malade guérit. Est-ce grâce aux décharges électriques? On peut en douter, car elles sont plutôt épuisantes que corroborantes. La preuve, c'est qu'après s'être fait électriser on est comme rompu. Cependant il se peut que grâce à ces secousses le mouvement se rétablisse. — Un fait est un fait.

Aujourd'hui on se sert de courants d'induction.

La question est de savoir s'il faut des courants intermittents ou continus. M. Duchenne, de Boulogne, qui s'est longtemps servi de ces derniers, a fini par les délaisser et même les accuse de produire des accidents, entre autres des contractures musculaires. Mais quel est le remède, même interne, qui ne devient nuisible quand on en abuse? C'est au médecin à bien connaître l'état des centres nerveux sur lesquels il veut agir; ainsi il ne procédera pas à l'électrisation s'il y a des signes d'irrita- qui pourraient déterminer une nouvelle attaque. Il faut qu'il y ait absence complète de fièvre ; il faut également choisir le moment où la digestion est complétement terminée. Cela est d'autant plus important qu'il y a déjà eu apoplexie. Afin d'avoir un courant *physiologique* on aura soin de placer l'un des électrodes le plus près possible du point du centre nerveux sur lequel on veut agir, et l'autre sur le nerf du muscle où l'on veut rétablir

le mouvement. On peut cependant agir par voie
réflexe. Ainsi le professeur Remack, de Berlin,
opérant sur le rameau superficiel du nerf radial
qui accompagne l'artère, a vu tous les muscles ani-
més par les branches motrices du même nerf se
mettre en mouvement. Il a chez quelques hémi-
plégiques obtenu des résultats étonnants : en agissant sur le nerf crural du côté paralysé, il donnait
au malade la faculté de remuer le bras paralysé;
pareille application sur les nerfs du côté sain ne
produisait rien de semblable. D'après cet expéri-
mentateur il donc nécessaire d'agir du côté même
de la lésion. (Galvano-thérapie.)

Remack a reconnu que les courants continus
ont une efficacité souveraine dans le traitement de
la contracture musculaire. M. Duchenne fait agir
les courants d'induction tantôt sur les muscles
contracturés, tantôt sur leurs antagonistes. C'est
ce que nous faisons également en dosimétrie quand
nous donnons alternativement et simultanément
la strychnine et l'hyosciamine. Mais ceci ne peut
avoir lieu que pour les contractures. Dans les
paralysies il faut agir directement sur les muscles
paralysés et sur leurs nerfs, comme nous l'avons
dit plus haut.

Nous avons appliqué l'électricité dans le choléra, en vue d'obtenir la réaction et de ramener la
chaleur et le sang à la périphérie. Notre ouvrage :
Le Choléra indien, donne d'amples détails sur

cette méthode. Voici comment nous avons procédé. Les malades étaient dépouillés de tous leurs vête- ments et enveloppés dans une couverture trempée dans de la saumure et exprimée de manière à ne plus égoutter. La figure seule était laissée hors du mail- lot. L'un des électrodes était placé près du centre cérébro-spinal, en variant la position, et l'autre électrode était promené le long des nerfs du centre vers la périphérie et de la périphérie au centre. Ces frictions étaient répétées toutes les cinq ou dix minutes, jusqu'à réaction, qui ne tardait pas à se faire, quelquefois au bout d'une demi-heure. Quand la réaction était bien établie on la soutenait en administrant aux malades du camphre et du musc, à doses atomistiques. Aujourd'hui nous aurions recours à l'arséniate de strychnine, au camphre mono-bromé, à la cicutine, à l'hydro- ferro-cyanate de quinine, selon les indications. Le traitement électrique dans le choléra nous a donné de beaux succès. Nous renvoyons le lecteur à notre ouvrage.

On peut employer le massage électrique dans l'asthme. Le but est particulièrement de rétablir les puissances expiratrices externes, qui sont pres- que constamment paralysées dans ces cas. Nous nous sommes fait appliquer ce massage pour une toux rebelle, accompagnée d'essoufflements, avec râles bronchiques sibilants. Le succès a été des plus satisfaisants. Nous pouvons donc recommander ce moyen à nos confrères. On sait que dans ces cas la strychnine et l'hyosciamine agissent dans le même sens que l'électricité.

En un mot, l'électro-thérapie est un auxiliaire puissant de la dosimétrie, et il ne faut pas hésiter de les employer concurremment quand l'un ou l'autre reste en défaut.

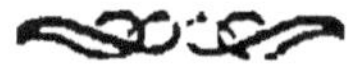

RÉSUMÉ

DES

MÉDICATIONS DOSIMÉTRIQUES.

I

INCITANTS VITAUX.

Strychnine et sels, Brucine, Électricité.

Le médecin ne doit pas perdre de vue qu'il ne peut rien en dehors de la vitalité.

Quelle que soit la maladie (aiguë ou chronique), c'est à soutenir les forces vitales qu'il faut s'attacher, surtout s'il faut employer des moyens débilitants, tels que la saignée, les évacuants par haut ou par bas, la diète. Il ne faut pas perdre de vue que ce ne sont pas là des remèdes mais des nécessités du moment, partant l'exception et non la règle, comme on l'a fait malheureusement jusqu'ici.

Toute maladie est, sinon guérissable, du moins amendable, mais pour cela il n'en faut pas désespérer et se tenir dans une triste expectation qui fait du médecin un *assistant* de la mort. D'ailleurs qui y est le plus intéreesé si ce n'est le médecin lui-même ? Le malade est alité, prostré, incapable de mouvement, toutes ses fonctions nutritives sont enrayées, et par contre celles de réceptivité augmentées ; il est sensible au moindre bruit, la lumière même du jour l'irrite, faut-il l'affaiblir encore par un traitement spoliateur ? Nullement, il faut soutenir ses forces par la strychnine et au besoin par l'électricité — comme on galvanise un mort. — Ces deux incitants vitaux seront donc le cheval de bataille du médecin, l'un dans les maladies aiguës, l'autre dans les maladies chroniques.

II

DÉFERVESCENTS.

Aconitine, Vératrine, Quinine, etc.

La fièvre est toujours un danger quand elle est portée à un certain degré de violence : il faut donc la faire tomber, quelle qu'en soit la nature ou le rythme : continu, rémittent ou intermittent. Il faut donc, aussitôt que le pouls et le calorique morbide s'élèvent au-dessus de la moyenne physiologique, les faire tomber, ce qui est toujours possible avec les alcaloïdes défervescents, de la manière qu'il est indiqué dans le *Guide*.

III

CALMANTS.

1° *Narcotiques : Morphine, Codéine, Narcéine, Hyosciamine, Atropine, Daturine, Cicutine, etc.;*

2° *Antinévrosiques : Valérianates;*

3° *Anesthésiques : Chloroforme, Iodoforme, Chloral boraté, Croton-chloral.*

Ces moyens ont le grand avantage de se concilier avec le régime.

Le calmant doit être relatif à l'état du malade et à la nature des symptômes : spasme ou douleur Ces moyens ne doivent donc qu'être temporaires et il faut se garder d'en faire la base d'un traitement, parce qu'en même temps qu'ils calment ils énervent et suspendent les sécrétions et les excrétions.

IV

ÉLIMINANTS.

1° *Expectorants : Émétine, Scillitine, Kermès,*

2° *Diurétiques : Digitaline, Colchicine ;*

3° *Purgatifs : Podophyllin, Sedlitz Numa Chanteaud.*

Le médecin doit être sobre de ces moyens, qui fatiguent les organes quand on en prolonge l'usage. C'était le tort des médicastres d'autrefois. Il n'y a d'exception à cette règle que pour le Sedlitz Numa Chanteaud, qui est un rafraîchissant du sang.

V

TONIQUES.

1° *De l'estomac : Quassine, Pepsine ;*
2° *De l'intestin : Jalapine, Colocynthine.*

VI

RECONSTITUANTS.

Arsenic et sels, Fer et sels, Iode et sels.

Ces moyens n'agissent que par simple catalyse physiologique ; ils provoquent le mouvement de la nutrition sans y participer, ni physiquement, ni chimiquement. Voilà pourquoi il n'en faut pas outrer la dose, mais toujours les administrer dosimétriquement.

VII

ANTIPUTRIDES.

Acide arsénieux et sels, Acide salicylique et sels, Ammoniaque, Acide phénique.

Ces médicaments ont particulièrement pour objet de tuer les ferments ou microbes. On les emploie intérieurement ou extérieurement.

VII

NEUTRALISANTS.

Benzoates et sels, Eaux minérales alcalines, etc.

IX

SPÉCIFIQUES.

Iodures, Sulfures, Mercure, Bromures.

La combinaison de ces médicaments constitue la *dominante* et la *variante* du traitement, c'est-à-dire qu'il faut en même temps que les effets ou symptômes détruire ou du moins atténuer les causes.

Les médicaments dosimétriques ou à l'état simple, ont une action élective, c'est-à-dire que chacun va à son adresse. C'est là ce qui constitue le traitement complet. Sans cela on ne fait qu'œuvre stérile, fatigante pour le malade et désespérante pour le médecin.

La dosimétrie a donc rendu un immense service à l'art de guérir, et il n'est pas étonnant qu'elle se soit si rapidement étendue dans le monde entier. La France a donné le branle qui a été suivi par les pays étrangers. L'opposition qu'on voudrait faire à la méthode nouvelle tournerait donc contre leurs auteurs, qu'on considérerait, à juste titre, comme les ennemis de la science et de l'honnêteté,

Dr BURGGRAEVE.

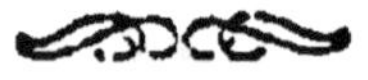

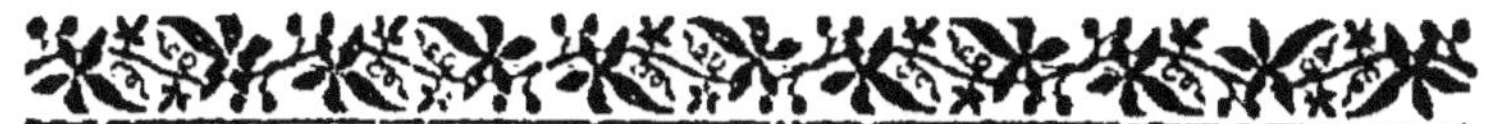

ALTÉRATIONS ET FALSIFICATIONS

DES

SUBSTANCES MÉDICAMENTEUSES.

——

EN lisant cet exposé sommaire de ce qui se passe dans le commerce de la droguerie (du moins dans le mauvais commerce) les médecins verront combien peu ils peuvent avoir confiance dans la pharmacie galénique, et qu'il leur importe de s'en tenir à l'usage des principes simples — du moins dans la généralité des cas. Nous ne prétendons pas cependant exclure la vieille pharmacopée, mais seulement la conserver comme accessoire ou moyen diététique. Ainsi dans beaucoup d'affections de longue durée on ne saurait exclure d'une manière absolue *la bouteille* : tantôt il faut un looch, tantôt un julep, tantôt une décoction de quinquina, etc., mais nous pensons que ces préparations ne doivent jamais comprendre les principes actifs. En un mot, il ne faut pas confondre la diététique avec la thérapeutique.

Dans l'exposé des principales fraudes ou sophistications des substances médicamenteuses, nous suivrons l'ordre alphabétique en nous basant sur l'important ouvrage de MM. Chevalier et Baudrimont.

Acétate d'ammoniaque ou esprit de Mindérerus. — Ce médicament est fort usité comme diaphorétique, propriété qu'il doit à l'acide acétique et à l'ammoniaque. Son *petit* défaut est d'être, la plupart du temps, trop peu ou trop acide et par conséquent de manquer son but. Mais en outre, il contient parfois : 1° un sel de cuivre, à cause de l'impureté du vinaigre ou de l'alcali; 2° un sel de plomb, provenant des vases ou flacons. Ensuite on le falsifie avec le chlorhydrate ou le sulfate d'ammoniaque.

Acétate de potasse, terre foliée végétale. — Médicament autrefois fort usité dans les hydropisies du bas-ventre, par suite d'obstructions du foie, de la rate. Il subit également un grand nombre d'altérations, provenant de son mode de fabrication, ou de sophistications ; on y trouve souvent des sels de plomb, de fer, de cuivre, de zinc, de l'arsenic. Quelquefois il est mélangé d'acétate de chaux, de tartrate ou de carbonate de potasse.

Acide benzoïque. — Employé dans les catarrhes chroniques. — Il est falsifié par le sulfate ou carbonate de chaux, l'acide hippurique.

Acide citrique. — Employé dans la confection des limonades, retient quelquefois de l'acide sul-furique, des sels de plomb ou de cuivre, par suite de son mode de préparation. On le falsifie avec l'acide oxalique, l'acide tartrique, le sulfate de chaux.

Acide cyanhydrique. — Rien de plus variable que sa composition ; contient quelquefois du mercure, du plomb, de l'acide chlorhydrique, de l'acide sulfurique, de l'acide tartrique, de l'acide formique, des sels étrangers. Il peut surtout s'être altéré spontanément. Le titrage est d'ailleurs fort irrégulier et peut ainsi produire de grands accidents, comme West en cite des exemples dans la coqueluche (voir notre Manuel des maladies des enfants).

Acide phénique. — Si usité dans les pansements, produit de graves accidents quand il n'est pas parfaitement neutre. L'acide phénique du commerce est rarement pur ; il est constitué par un mélange de phénol et de crésylol.

Acide phosphorique. — Employé dans les maladies des os, à l'intérieur et à l'extérieur, est rarement de l'acide phosphorique, mais de l'acide sulfurique, de l'acide nitrique, de l'acide chlorhydrique ; il peut contenir du plomb, du cuivre, de l'arsenic ; ce qui n'est pas indifférent.

Acide salicylique. — Employé comme désinfectant, est rarement pur, à cause de son mode de fabrication.

Acide tartrique. — Employé pour les limonades, les juleps, les tablettes; peut contenir du plomb, du cuivre par suite de son mode de préparation; on le falsifie avec la crême de tartre, le sulfate acide de potasse, l'alun, la chaux.

Acide valérianique. — Employé dans les préparations des valérianates, est généralement remplacé par l'acide valérianique artificiel et contient de l'alcool ordinaire, de l'alcool amylique, ce qui le rend plus propre à donner des convulsions qu'à les calmer.

Aconit (Aconitum napellus). — Il n'est pas indifférent que ce soient les feuilles ou les racines. On y substitue souvent l'*aconitum lyccctonum* (*aconit tue-loup*), du delphinium élatum. La racine de l'aconit napel peut être confondue avec celle de l'aconitum férox. (C'est à donner la chair de poule!) La racine d'aconit est quelquefois mélangée de racine d'ellébore.

Alcool de raisin. — Le seul qui devrait être employé en pharmacie; est sujet à caution par le mélange ou la substitution d'autres alcools. Ainsi l'alcool de fécule de pommes de terre renferme surtout de l'alcool amylique, des acides gras volatils, des produits huileux empyreumatiques, qui rendent son usage fort dangereux. Le medecin qui le prescrit ne sait pas toujours d'où viennent les accidents, ou les rapporte à la maladie.

Aloës. — On le falsifie avec la colophane, l'ocre, la poix résine, les os calcinés.

Amandes. — Dont on se sert pour les loochs, sirops, sont souvent vieilles, avariées, mal conservées, rances.

Anis vert. — L'anis du commerce est quelquefois mélangé de semences de grande ciguë, qui peuvent donner lieu à des accidents graves.

Antimoniate de potasse. — Lavé ou non lavé, est falsifié avec la céruse ou carbonate de plomb.

Apomorphine. — Obtenu par l'action de l'acide chlorhydrique sur la morphine. Emétique énergique, employé en injections hypodermiques. Peut contenir de la morphine en excès qui neutralise son action ou la rend très pénible. On veut vomir et on ne le peut.

Axonge. — Employé pour les onguents, emplâtres, savon, est falsifié avec le carbonate de soude et l'alun, la chaux, afin d'y incorporer de l'eau.

Baume de copahu. — En capsules, contre la blennorrhagie et les catarrhes chroniques. On le falsifie avec la térébenthine, la colophane, des huiles grasses et impures.

Baume du Pérou. — Mêmes falsifications.

Baume de tolu. — Mêmes falsifications.

Baume tranquille. — Dissolution dans l'huile d'olive des principes narcotiques alcaloïdiques des solanées : belladone, jusquiame noire, morille, nicotiane et de l'huile essentielle de plantes aromatiques de la famille des labiées : romarin, sauge, hysope, lavande, menthe, etc. — En frictions contre les douleurs rhumatismales. — Est falsifié avec l'acétate de cuivre, l'indigo, le bleu de Prusse.

Belladone (atropa belladona). —Les feuilles de belladone mal séchées et mal conservées s'altèrent et donnent lieu à une production d'ammoniaque qui peut occasionner une grande excitation, qu'on a attribuée à tort à son principe extractif ou l'atropine. Dans le commerce on y substitue souvent la morille noire (*solanum nigrum*).

Beurre de cacao. — Se falsifie avec le sulf.

Beurre de muscade. — En frictions, comme réchauffant. Se falsifie avec le curcuma.

Bromure de potassium. —Contient souvent des chlorures.

Busserolle (uva ursi). — Diurétique et astringent. Se falsifie avec le buis.

Cachou. — Astringent de l'acacia cathéchu. Se falsifie avec des extraits astringents, de la fécule, de la terre argileuse rouge, du sable, de l'alun.

Carbonate de magnésie. — On le falsifie avec la craie, le carbonate de chaux, la silice, l'alumine.

Cérat. — Composé d'huile d'amandes douces et de cire. Falsifié avec les carbonates de magnésie, de potasse. — Peut contenir de l'acide arsénieux, s'il a été préparé avec de vieux bouts de cierges d'église (1)

Chlorure (bi) de mercure, sublimé corrosif. — A été trouvé falsifié avec l'acide arsénieux, le sulfate de baryte, le sulfate de potasse. Il est quelquefois mêlé de proto-chlorure de mercure et de sel ammoniac.

Chlorure (proto) de mercure (calomel). — Contient assez souvent du bi-chlorure. Il est falsifié par les carbonates de plomb et de chaux, le phosphate de chaux (os calcinés), les sulfates de chaux et de baryte. — Les victimes des sels mercuriels sont innombrables !

Ciguë (conium maculatum). — A été mélangée avec la ciguë vireuse, la petite ciguë, le cerfeuil, le persil, le cerfeuil sauvage, le cerfeuil bulbeux. On comprend qu'il en résulte de grandes irrégularités d'action. La réputation de cette plante a singulièrement baissé.

Citrate de magnésie. — On le falsifie avec le citrate de soude et le tartrate de magnésie.

Codéine. — On vend souvent comme telle, de la poudre de sucre candi.

Colombo. — On y substitue la racine de bryone qui est un violent drastique, et on augmente ainsi les vomissements, la diarrhée, la dyssenterie, contre lesquels on le prescrit.

Conicine. — On la mélange à des huiles essentielles et à la benzine.

Digitale pourprée. — On y substitue souvent des feuilles de bouillon blanc, de grande consoude. Le principe extractif de la digitale ou la digitaline, n'en est souvent pas. La digitaline du commerce contient souvient du tannin, ce qui en neutralise complétement l'action.

Eaux pharmaceutiques. — Elles sont souvent mal préparées ou s'altèrent au contact de l'air, au point de contenir des cryptogames. — En outre elles peuvent contenir des sels de plomb, provenant de leur distillation dans des tuyaux de ce métal.

Eaux gazeuses. — Sont altérées par les capsules de plomb et peuvent donner lieu à des coliques.

Écorce de racine de grenadier. — Administrée contre le tœnia ; on y substitue l'écorce d'épine vinette, de buis.

Électuaires. — Dans le commerce de la droguerie on les trouve rarement purs ; en outre ils s'altèrent dans les pharmacies faute d'être renouvelés à temps et se couvrent de moisissure. Dans l'état actuel de nos connaissances on ne possède pas encore les moyens de constater les sophistications nombreuses dont ils sont l'objet.

Émétique (tartre). — Se falsifie avec le sulfate de potasse, arrosé avec une solution émétique, puis séché.

Essences (alcools, esprits). — Sont rarement purs; on les falsifie au moyen de l'alcool, d'huile grasse, de résines, quelquefois de la teinture de savon, etc. On leur donne ensuite l'odeur voulue au moyen de quelques gouttes de l'huile essentielle qu'elles sont censées représenter.

Extraits. — Ils sont loin de contenir toujours la substance dont ils portent le nom; la plupart sont donc inertes; d'autres peuvent être trop actifs. Il est très difficile de constater ces fraudes. Souvent on fait servir aux extraits des drogues de basse qualité, par exemple les extraits de rhubarbe, de quinquina, etc.

Fer réduit par l'hydrogène. — Il peut retenir du soufre, du phosphore, de la soude, de la potasse, du cuivre provenant de l'oxyde qui a servi à sa préparation; il peut encore recevoir du soufre, du phosphore, de l'arsenic, du carbone, du chef de l'hydrogène; on y introduit quelquefois de la plombagine ou graphite, ou l'y substitue le fer porphyrisé.

Fougère mâle. — On la fraude avec la fougère femelle, qui est loin d'avoir la même vertu vermifuge.

Gentiane. — Est falsifiée par l'ocre jaune, la poudre de Gayac, dont elle contient ainsi toutes les impuretés, entre autre la limaille de cuivre qui y existe toujours en plus ou moins grande quantité. Aussi la gentiane donnait autrefois lieu à beaucoup de gastrites.

Gomme arabique en poudre. — On y mêle du carbonate de chaux, de la craie, de la fécule de pommes de terre souvent avariée.

Gomme gutte (drastique). — On y trouve de petits cailloux, des résines, de la poudre de curcuma.

Goudron. — Il se falsifie avec le coaltar.

Guimauve — On la blanchit à la chaux. (Oh ! génie de la falsification que n'imagineras-tu encore ?)

Iode. — A cause de son prix élevé, à certaines époques, on le falsifie avec du charbon en poudre, du sable, de l'ardoise pilée, du peroxyde de manganèse, du sulfure de plomb, de la plombagine (jusqu'à 50 p. c.), les chlorures de calcium, de magnésium, du bitartrate de potasse, etc.

Iodure de mercure. — On le falsifie avec le sulfate de baryte, le cinabre, le minium.

Iodure de potassium. — Il est souvent altéré par sa mauvaise préparation et contient du chlorure et bromure de potassium, de l'iodate, du carbonate et du sulfate potassiques, des chlorures de calcium et de magnésium, etc.

Ipécacuanha. — Souvent mélangé de faux ipécas d'Amérique, du Brésil, de Cayenne, de l'île Bourbon.

Jalap. — On y subsitue quelquefois les racines de bryone, de belle-de-nuit, de l'aconitum férox, de vieilles poires tapées (1)

Kermès minéral. — Mal lavé, il contient du sulfure d'antimoine à l'état métallique ou du sulfure arsénical (orpiment). On le falsifie avec le soufre doré d'antimoine, le verre, la litharge, des argiles ferrugineuses.

Opium. — L'opium du commerce contient toutes espèces d'impuretés : de la poix fondue, de l'argile, de la bouse de vache, de la brique pilée, du galipot ; d'ailleurs le titrage des divers opiums et très incertain.

Polygala de la Virginie. — On a constaté dans la poudre environ 1 p. c. d'ellébore blanc.

Quassia. — On le falsifie avec le rhus métoplum ou par le mélange de divers bois.

Quinquina. — Fréquemment on rencontre dans le commerce des quinquina qui ont été épuisés et qui ne contiennent plus de principes extractifs, ou bien d'écorces pauvres en alcaloïde qu'on a arrosées d'une solution alcoolique ou acétique de quinoïdine. La poudre de quinquina rouge est quelquefois falsifiée avec la poudre de santal rouge. En un mot, le médecin ne peut y compter.

Ratanhia — Se falsifie avec la racine de kraméria.

Rhubarbe. — Falsifiée avec la racine de rhapontic. La poudre de rhubarbe contient souvent des matières amylacées, de l'ocre jaune, du curcama, etc.

Sagapénum. — Employée quelquefois comme emménagogue, en place d'assa-fœtida. Souvent c'est un mélange de galbanum, et de gommes résines de mauvaise qualité.

Salseparcille. — On y substitue une foule de broussailles. Achetée en bottes parées, l'intérieur est rempli de souches qui n'ont rien de médicamenteux.

Santonine. — Qu'on tire du semen-contra et des semences de plusieurs variétés d'artemisia, est falsifiée par l'acide borique. On y mêle également de tartre, de l'acide stéarique, du mica ; enfin ce qui est plus grave, on l'a trouvée mélangée de strychnine. Quand on songe que c'est le vermifuge des enfants, il y a de quoi frémir. Dernièrement un médecin a été condamné pour un empoisonnement de l'espèce. Qui dira qu'il n'y avait point de strychnine? C'est donc le pharmacien qu'il eut fallu condamner.

Sassafras. — Racine et bois du laurier sassafras. On y substitue d'autres bois, entre autres du bois de pin.

Scammonée. — Affreux drastique ; on la falsifie avec le sable, le charbon, du plâtre, le suc d'upocyn, ou d'un mélange de résines et d'amidon.

Scille maritime. — Diurétique, est falsifié avec des bulbes âcres, d'origine souvent inconnue.

Seigle ergoté. — Si employé en obstétrique et souvent d'un usage si pressant, perd ses propriétés excito-motrices quand il a été mal recueilli, préparé ou conservé. On le falsifie avec du sulfate de chaux (gypse) et de la colle de farine. Il est vrai que le pharmacien ne doit jamais acheter de seigle ergoté en poudre mais le pulvériser lui-même ; mais combien d'exceptions à cette règle! D'ailleurs, il ne sait pas dans quelles conditions l'ergot de seigle a été récolté.

L'ergotine, qui est une sorte d'extrait, ne présente pas également toute garantie, sinon par les effets produits.

Sel ammoniac (chlorhydrate). — Employé dans les hydropisies et les maladies chroniques qui les produisent, est rarement pur, et contient différents sels étrangers à son action ou pouvant la contrarier.

Semen-contra. — Est souvent falsifié par la coralline pulvérisée.

Séné. — On vend comme tel une foule de folioles qui n'ont rien de commun avec ses vertus purgatives et occasionnent des tranchées du ventre, entre autres les feuilles du reboul, qui sont vireuses et peuvent produire des accidents convulsifs, comme cela se remarque souvent en Provence, quand les chèvres ont brouté les feuilles de cet arbrisseau. Il en résulte pour ceux qui boivent de ce lait de violentes coliques.

Serpentaire de Virginie. — Donné comme stimulant diffusible dans les maladies adynamiques, n'en est pas souvent, ou mélangée de mauvaises herbes.

Sirops. — Ils sont falsifiés de mille façons, avec de la gucose, de la fécule, du malt de blé, substitués au sucre. Qu'est-ce des sirops composés de spécialistes ? C'est le cas de dire que le pavillon couvre la marchandise.

Sous-nitrate de bismuth (magisterium bismuthi !). — Si employé comme sédatif dans les gastralgies et entéralgies contient souvent du plomb et de l'arsenic. Est-il étonnant qu'il empoisonne plus d'enfants qu'il n'en guérit ?. M. le docteur L. Hébert, pharmacien en chef de l'Hôtel-Dieu de Paris, en a cité un cas qui a paru au *Répertoire de médecine dosémétrique* de 1878.

Squine. — Racine de smilax, succédané de la salsepareille, est également mélangée d'une foule de souches étrangères. Quand elle est détériorée, on la restaure avec la litharge, de la terre bolaire ou avec une pâte de colle et des poudres végétales. (On sait que les falsificateurs sont gens très ingénieux. Voilà pourquoi la loi peut si difficilement les atteindre.)

Suc de citron. — On le falsifie avec le vinaigre, l'acide sulfurique, l'acide nitrique, l'acide chlorhydrique, l'acide tartrique. Est-il étonnant qu'il donne lieu à des tranchées de ventre?

Suc de réglisse. — Est souvent altéré par son mode de préparation, dans des bassines de cuivre non étamées et jamais nettoyées. En outre on y cache une foule de sucs inertes. (*Tu quoqué!*)

Sucre raffiné. — Peut être accidentellement altéré par du fer, de la chaux, de la baryte, du zinc, du plomb.

Dans la cassonade on trouve un genre d'acare (*acarus sacchari*). En outre il est mêlé de glucose et par conséquent prompt à s'acidifier. Aussi donné en excès aux enfants il produit la scrofulose et le rachitisme. Il peut également donner lieu à des calculs durs ou d'oxalate de chaux.

Sucre de lait. — Il est quelquefois falsifié avec l'alun. Le sel marin n'est pas une falsification, c'est plutôt un auxilaire, et il faudrait en mettre toujours dans les potions sucrées.

Sulfate de magnésie (sel anglais du commerce). — Contient ordinairement des sulfates de fer, de cuivre, de manganèse et les impuretés de l'eau de mer, des étoiles, qui le rendent nausébond. On voit par là que la dosimétrie a rendu un véritable service au public en vulgarisant un sel parfaitement agréable. Le Sedlitz défervescent ne donne lieu à aucun dérangement des voies digestives et étant absorbé donne plus de rutilance au sang; car c'est principalement à ce point de vue qu'il faut l'envisager. L'autre est pur bénéfice.

Sulfate de morphine. — Est falsifié par le sulfate et phosphate de chaux, ou le sulfate de soude anhydre.

Sulfate de potasse. — Contient du sulfate de zinc, des sulfates de fer et de cuivre. Les épiciers, comme on sait, ne sont pas scrupuleux sur leurs mélanges; on a trouvé du sulfate de potasse dans du sel d'oseille. Dernièrement il s'est trouvé dans le commerce de la droguerie du sulfate de potasse mélangé à une forte dose de bi-arséniate de la même base.

Sulfate de quinine. — A cause de son prix élevé subit de nombreuses falsifications; on y a trouvé de l'acide borique, des carbonates de chaux et de magnésie, de l'oxalate d'ammoniaque, de l'acide salicylique, du salicyclate de potasse ou de soude, etc.

Sulfovinate de soude. — Selon M. Rabuteau c'est un excellent purgatif, mais peut être falsifié par des traces de plomb et d'arsenic ; on y substitue souvent le sulfate de soude.

Sulfure d'antimoine. — Qui entre dans la tisane de Feltz, est additionnée souvent de galène ou sulfure de plomb.

Valériane. — Se trouve mêlée dans d'assez grandes proportions avec des racines de renoncule, de scabieuse, d'eupatorium cannabium, d'asclépiades, ou bien ce sont des racines épuisées.

Vératrine (du commerce). — N'est presque jamais pure.

—

Telles sont les principales falsifications des substances médicamenteuses du commerce qu'on est parvenu à constater ; mais toutes les fraudes ne peuvent être découvertes ; il faudrait pour cela qu'il y eût autant de laboratoires de chimie qu'il y a de ces substances. Les maisons de commerce les reçoivent souvent de quatrième main et même davantage.

Le plus sûr est donc de s'en tenir pour l'usage médical aux principes simples et d'éviter autant que possible les médicaments composés. D'ailleurs, ceux-ci n'ont aucune importance, le principe qu'elles sont censées contenir n'y existant point, ou du moins dans une trop faible proportion.

Le médecin a grand intérêt à ce que les substances qu'il prescrit soient pures et aient les qualités thérapeutiques voulues : Ainsi pour l'hyosciamine la mydriase ; pour la morphine le resserrement des pupilles. Les granules d'iodoforme sont reconnaissables à leur saveur safranée pénétrante.

Avec les médicaments composés on n'est jamais sûr de ce qu'on fait ; mais ils sont passés dans l'usage journalier, et le médecin y compte si peu qu'il les prescrit pour la forme. Il n'en est pas de même en dosimétrie, où il s'agit d'actions précises, annoncées à l'avance et facilement contrôlables. Si ces actions ne se produisaient pas c'est qu'il y aurait fraude, et le public pas plus que le médecin ne s'y laisserait prendre. Raison de plus de les puiser à la bonne source.

Il y a encore un autre motif : les granules du Codex sont insolubles, étant faits au pilulier avec des substances inertes ; il y a donc du danger à les donner à courts intervalles, parce qu'ils s'accumulent dans l'intestin et peuvent ainsi donner lieu à des accidents formidables. Jamais rien de pareil n'est arrivé avec les granules dosimétriques, parce qu'ils sont solubles et absorbés en moins de dix à quinze minutes, c'est-à-dire l'intervalle des prises dans les maladies aiguës. On comprend que ceci est de la plus haute importance. La jugulation des fièvres est basée sur ces actions répétées ou de catalyse physiologique : ce sont, si on peut s'exprimer ainsi, des pointes d'épingles qui finissent par produire une action générale ou thérapeutique. Ainsi quand on donne un alcaloïde au demi-milligramme et qu'on répète la dose à dix ou quinze minutes d'intervalle, si c'est sur la moelle épinière qu'on veut agir (comme avec la strychnine) cette action s'étend bientôt à tout le faisceau nerveux.

Avec les médicaments allopathiques rien de semblable ne peut se produire, parce que leur action spécifique ou physiologique est empêchée par l'irritation sur le tégument intestinal.

Ainsi ayant voulu obtenir sur moi-même une action expectorante au moyen du vinaigre scillitique dans une potion, je ne sais quel goût nauséabond avait cette dernière, quel arrière-goût d'apothicairerie ; mais ce qui est certain, c'est que non-seulement je n'ai point expectoré, mais que j'ai été pris d'une constriction au gosier, qui s'est étendue à toute la poitrine. Avec des granules de scillitine, au contraire, l'expectoration est presque instantanée.

Que de motifs donc de préférer la dosimétrie à l'allopathie ! Une chose doit étonner, c'est la ténacité de quelques médecins à se tenir dans la vieille ornière.

Aux considérations qui précèdent nous allons en ajouter quelques autres relatives à la difficulté de formuler d'après la vieille allopathie.

Il est rare que le médecin prescrive d'après les indications du moment; il accepte les formules du Codex, qui sont loin d'être irréprochables, puisqu'à chaque période décennale on les voit modifier ou changer. Il devient ainsi une machine à recettes, on pourrait dire l'esclave du pharmacien, qui, lui, est à cheval sur la pharmacopée.

S'il en est ainsi avec les formules officinales, c'est bien pire avec les formules *magistrales*. Ici encore le médecin est l'esclave d'un nom, et si on lui demande pourquoi il adopte telle formule plutôt que telle autre, il répond par l'auteur auquel il l'a empruntée, lequel auteur serait bien embarrassé de dire pourquoi il l'a mise en avant.

C'est qu'en effet l'art de formuler d'après le vieux système est aussi compliqué que l'art du cuisinier, et qu'en fait de mélanges rien de plus facile que de se tromper.

I. *Tantôt on met ensemble des substances incapables de se mélanger ou de former des composés d'une consistance uniforme et convenable.* Ainsi on prescrit quelquefois le calomel dans un véhicule aqueux, et certaines teintures résineuses dans une potion sans *liant*; ou encore on ordonne un mélange en poudre, de substances qui se liquéfient par la trituration; ou l'on fait mettre en pilules des substances dont la consistance n'est pas propre à cette forme ; ou bien qui deviennent si dures et si insolubles qu'on pourrait en charger un fusil. (Kluyskens, Mat. méd.) (1).

II. *Tantôt on mêle ensemble des substances qui se décomposent mutuellement, ce qui en change ou détruit les propriétés.* (Id.). Ce qui est beaucoup plus fréquent qu'on ne le pense.

III. Tantôt la nécessité de masquer le médicament actif force d'y ajouter une foule d'ingrédients qui en rendent l'ingestion plus désagréable, car comme on dit : « la caque sent toujours le hareng » et le remède, l'apothicairerie.

IV. Tantôt il se fait des décompositions avant que la bouteille soit entièrement prise, soit par fermentation, soit par action chimique. « J'ai vu, dit le docteur Kluyskens, une recette où l'on voulait obtenir une préparation analogue aux *gouttes noires*, et où se trouvait un mélange de teinture d'opium avec l'alcool et l'acide nitrique. Dans ce cas on peut affirmer que le médecin était totalement ignorant de la manière dont se comportent ces corps, car il n'aurait jamais prescrit un pareil mélange ; ou une triste expérience lui eût appris que par le dégagement rapide de l'éther, la fiole aurait fait explosion au risque de lui crever les yeux. » (Id., Mat. méd.)

(1) Voir *Matières médicales comparées.*

Quant aux *goutles noires* dont il est. question dans ce passage, c'est un affreux mélange d'opium impur dans de la bière noire ; j'ai vu un malade faillir en être tué du coup.

V. « Toutes les fois que deux sels à l'état de dissolution et contenant en eux-mêmes des éléments capables de produire un sel soluble et insoluble sont en présence, il se fait nécessairement une décomposition. » (*Statique chimique*.)

VI. Dans certains cas il se produit des sels triples : nous en avons un exemple dans le : *liquor ammoniæ acetatis* et la magnésie. D'après la table d'affinités, l'acide acétique a pour l'ammoniaque une attaction plus forte que pour la magnésie, mais si d'après cette assurance le médecin allait prescrire ces deux substances ensemble, il verrait bientôt que l'ammoniaque se dégage avec une forte causticité. L'esprit de Minderer est une solution d'acétate d'ammoniaque très impur, préparé avec du vinaigre distillé et le sel volatil de corne de cerf. (Kl.)

VII. *Les méthodes indiquées pour la préparation des ingrédients, ou sont hors d'état d'atteindre le but désiré ou changent et détruisent l'efficacité de ces substances.* (Ibid.)

« J'ai vu dernièrement un exemple marquant des effets funestes qui peuvent résulter d'une mauvaise méthode de préparer les remèdes : je faisais préparer une infusion de racines de vératrum avec l'opium, comme le prescrit J. Moore, mais le pharmacien se servit par ignorance d'un menstrue spiritueux au lieu d'un vineux. » (Id.)

Par contre certains principes sur lesquels on comptait sont inefficaces par suite d'une mauvaise préparation. Orfila a trouvé que l'extrait de ciguë préparé par la décoction de la poudre sèche dans l'eau et en évaporant, était sans aucune activité.

L'infusion de baies de genièvre, si elles ne sont pas bien contusées auparavant, est presque inerte. (Kluyskens.)

Le docteur Mead a recommandé les semences de moutarde non contusées dans l'hydropisie ascite, et Bergius dans les fièvres intermittentes ; cependant on sait que ces graines ainsi données ne se dissolvent pas dans l'estomac et qu'elles passent intactes par les selles. Ce qui est heureux pour le malade.

Qui ne connait les affreux ravages produits par certain remède, où la scammonée, le turbith végétal, le jalap et l'eau-de-vie se disputaient la vie du pauvre malade? Nous en avons connu qui n'avaient plus que la peau sur les os, et où le ventre était retiré jusque contre la colonne vertébrale. C'était le bon temps des pharmaciens !

VII. *Les fortes doses produisent des effets plus locaux que généraux.* (Kl.) C'est à-dire que l'irritation que le médicament détermine sur la muqueuse empêche l'absorption. La digitale prise à grande dose agit immédiatement sur l'estomac et les intestins et devient émétique et purgative; ce qui ajoute au danger de la maladie du cœur. Aussi n'est-il pas étonnant que tant de malades en sont victimes.

Nous nous bornerons ici à ces quelques considérations. Elles prouvent, de l'avis même des allopathes, que les remèdes composés sont sujets à caution. Nous sommes loin de l'époque du Mithridate d'Andromaque; mais *l'électuaire opiatique polypharmaque* du codex existe encore. C'est le cas de répéter : « *In cauda venenum.* »

Conclusion. — Il faut se servir, en thérapeuthique, des principes simples, et réserver pour la diététique certaines substances composées, telles que les loochs, les mucilages; encore peut on les remplacer avantageusement par les préparations domestiques? Ainsi un lait de poule vaut toutes les émulsions : une décoction d'orge bien faite remplace tous les émollients. Les herbes et les fleurs récoltées dans l'année, telles que la mauve, le tilleul, la bourrache, devraient se trouver dans toutes les maisons, mais on se gardera bien des plantes vireuses, dont la place est dans les pharmacies. Dans ces conditions la médecine deviendra populaire. On n'aura plus peur du médecin parce qu'on saura qu'il n'amène point avec lui une série de dégoûts. Nous rappelons ici ces belles paroles de West : « Le médecin qui apporte le rire et non les pleurs dans la maison, celui que les enfants aiment le mieux, obtient leur confiance, et cette confiance, cette affection lui seront d'un grand avantage quand il aura quelques maladies graves à traiter. (Leçons sur les maladies des enfants.)

Nous ajouterons que cette confiance et cette affection seront d'autant plus grandes qu'on saura qu'il a des remèdes certains, rapides et commodes, et qu'il ne restera pas dans une stérile expectation. Aujourd'hui qu'arrive-t-il au début d'une maladie grave ? Le médecin est appelé, mais n'ayant point encore les éléments voulus du diagnostic, il attend que la maladie se soit dessinée. Combien de fois n'arrive-t-il pas qu'il soit alors trop tard pour agir ? N'est-ce pas le cas de la méningite des enfants, de la fièvre typhoïde ; en un mot de toutes les affections qui couvent sous la cendre ? Quant l'incendie éclate, on est tout étonné qu'il ait déjà fait de grands ravages.

Et pour terminer nous citerons ces beaux vers d'Ovide :

> « Principiis obsta, sero médecina paratur
> Cum mala per longas invaluere moras. »

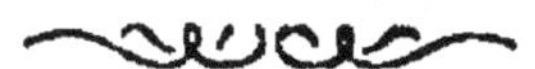

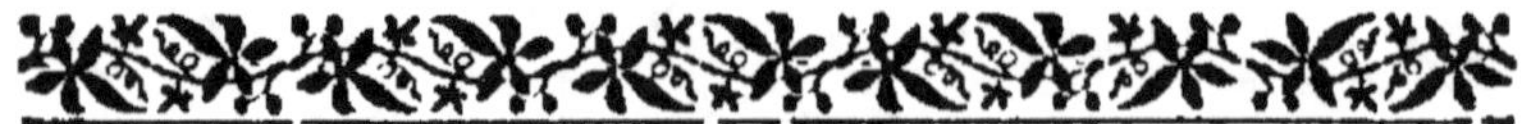

TRAITEMENT DOSIMÉTRIQUE

DE L'AGONIE.

DANS les maladies aiguës, l'agonie est plus ou moins longue et violente. Piorry — qui en a donné le traitement — s'est borné aux moyens externes. En dosimétrie on y combine les moyens internes, notamment la strychnine, l'aconitine, la digitaline, quelque fois la morphine. Ainsi il est de bonne pratique de broyer un ou deux granules de chacun de ces alcaloïdes dans un peu d'eau sucrée, et d'en donner une cuillerée à café de dix en dix minutes, en laissant couler le liquide dans l'arrière-bouche. Il n'y a pas à craindre qu'il passe dans la glotte qui est hermétiquement fermée — comme dans l'asphyxie en général. — En même temps on passera des lavements au sel commun ou chlorure de sodium qui — comme le fait voir Cl. Bernard — est un excitant de la vie, plus que le galvanisme. Les injections sous-cutanées d'éther réussissent peu, parce que l'éther est par lui-même un asphyxiant — en éteignant les globules rouges du sang. — Nous en dirons autant des injections intraveineuses.

En même temps qu'on fait le traitement interne, on aura soin de tenir le malade chaudement et on appliquera des ventouses sèches sur les différentes parties du corps où la chaleur s'est maintenue. Enfin on a la ressource des courants induits au moyen de la pile de Bunsen.

Le malade ou plutôt l'agonissant revenu à lui, on continuera le même traitement, mais à des intervalles de plus en plus distancés. Ce sont des moyens qui m'ont réussi dans le choléra indien à ramener la chaleur à la vie.

Je termine cet exposé par le fait suivant où il s'agit de ma femme, qui me suit à trois ans près, étant âgée de 86 ans et moi de 8g. Depuis quelque temps elle a notablement maigri, au point que ses muscles n'ont presque plus que la trame. Le cœur a subi cette atrophie et par moments l'asystolie. Le danger devint tel, que le pouls avait disparu et la respiration étant devenue latente, on pouvait la croire entrée dans la sombre demeure de la mort. Eh bien! grâce aux moyens indiqués plus haut elle ressuscita et reprit connaissance. Il y a près d'un an que ceci s'est passé et quoique d'une faiblesse extrême, je la tiens en vie au moyen de la triade dosimétrique, matin et soir, avec un bol de lait froid.

Et nunc erudimini.

DOSIMÉTRIE ET ALCALOIDOTHÉRAPIE.

CEUX qui ne se sont pas donné la peine d'étudier la dosimétrie, n'y ont vu qu'une question purement pharmaceutique. Ne fût-ce que cela, que ce serait déjà beaucoup. Les alcaloïdes ont sur l'économie animale une action catalytique, c'est-à-dire de contact, comme l'étincelle électrique. Ainsi la strychnine est une sorte d'électricité végétale. Le fluide nerveux accumulé sur un point et produisant la douleur ou les convulsions, est neutralisé et tout rentre dans l'ordre physiologique.

Avec les alcaloïdes on n'a pas à craindre les empoisonnements, comme avec les plantes vireuses en substance. Aussi, il y a toujours du danger à donner l'aconit, la belladone, la jusquiame, etc., tandis qu'il n'y en a pas avec l'aconitine, l'atropine, l'hyosciamine, etc.

On a prétendu que les alcaloïdes cristallisés sont plus actifs que les alcaloïdes amorphes : c'est encore une erreur, comme nous en avons fait l'expérience sur nous-même.

Lorsque Nativelle obtint le grand prix de 10,000 francs avec sa digitaline cristallisée, il n'eut rien de plus empressé que d'en envoyer des échantillons aux académies et sociétés médicales. L'Académie royale de médecine de Belgique reçut un de ces échantillons pour l'examiner et l'expérimenter. Une Commission — dont feu le vétérinaire Thiernesse, professeur de matière médicale de l'École vétérinaire, à Cureghem, fut le rapporteur — fit à ce sujet des essais comparatifs avec la digitale en substance, la digitaline amorphe de Merck et la digitaline cristallisée de Nativelle. A cet effet, trois chiens de même âge, de même taille et de même poids, furent mis en expérimentation. Au premier on ingurgita un infusé de feuilles de digitale ; au deuxième une dose équivalente de digitaline amorphe ; et au troisième également une dose proportionnelle de digitaline Nativelle. Le premier animal fut foudroyé par l'arrêt du cœur ; le deuxième présenta tous les symptômes de l'empoisonnement par la digitaline amorphe ; le troisième des phénomènes à peine toxiques. D'où le rapport conclut : que la digitale en substance (infusé, poudre, alcoolature) est plus dangereuse que l'alcaloïde amorphe, et celle-ci plus que la digitaline cristallisée.

Il en est de même avec la belladone et son alcaloïde. Voici le fait qui le prouve. Ayant été dans le cas de prescrire la belladone à un de nos opérés, celui-ci fut pris d'un délire violent rien que par un lavement d'un manipule de feuilles sèches, que nous eûmes beaucoup de peine à combattre avec du café noir et du cognac. Or, avec l'atropine nous n'avons jamais eu pareil accident. Il en est de même avec tous les alcaloïdes par rapport aux plantes d'extraction. La crainte des alcaloïdes n'est donc nullement légitimée, tandis que celle des plantes en substance l'est au point d'avoir fait dire à feu le professeur Peter : « Le commencement de la sagesse est la crainte de la digitale. » (Il s'agit des maladies du cœur.)

Nos granules dosimétriques étant mathématiquement dosés et solubles, il est facile au médecin de régler leur administration d'après la marche de la maladie. De là la règle en dosimétrie : « Aux maladies aiguës un traitement aigu ; aux maladies chroniques un traitement chronique. » Ainsi, telle fièvre dont le parcours a lieu en deux heures, par exemple, exige que l'alcaloïde soit donné dans le même temps — de dix en dix minutes. — Cela dépend cependant des individus ou idiosyncrasies. Voilà donc ce qui distingue la dosimétrie de l'allopathie et de l'homœopathie. Qu'on ne l'oublie pas.

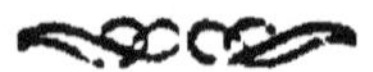

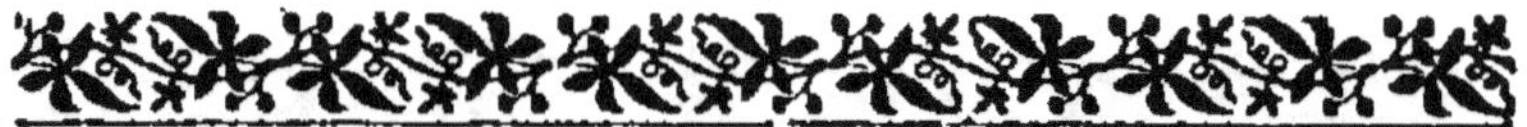

PROPHYLAXIE ET DOSIMÉTRIE.

LA vogue croissante de la dosimétrie, provient de ce qu'elle ne s'applique pas seulement à la maladie, mais autant et plus à la santé.

On dira pourquoi prendre médecine quand on se porte bien ? Mais la dosimétrie n'est pas, comme l'allopathie, une médecine noire, écœurante, mais une médecine attrayante.

La santé est comme le temps — dont elle suit les changements. — Il importe donc de la tenir au beau fixe. Chacun doit être son propre guide pour n'avoir pas besoin de recourir à chaque instant à son médecin.

Molière, dans son *Malade imaginaire*, a fait un portrait très réussi, de ces gens qui demandent combien il faut mettre de grains de sel dans un œuf à la coque. Or, le Sedlitz Numa Chanteaud est à la diététique ce que le sel ordinaire est à l'usage culinaire. Quant à la triade dosimétrique, la strychnine, l'aconitine, la digitaline, elle sert équilibrer les grands centres organiques. *Experto crede Roberto.*   Dr B.

ASSURANCE, POUR LE MÉDECIN PRATIQUANT,

CONTRE LA MORT PRÉMATURÉE SUITE DE MALADIE OU ACCIDENTS PROFESSIONNELS

DE toutes les professions, la plus exposée c'est celle de médecin, parce que, en soignant ses clients il néglige sa propre santé. S'il vient à succomber dans le cours de sa profession et qu'il n'ait pas laissé de fortune, sa femme et ses enfants se trouvent dans un état voisin de la misère. Nous en avons de tristes preuves dans les nombreuses demandes de secours qui nous sont adressées. Les associations de prévoyance ne sauraient suffire à tous ces besoins, et d'ailleurs beaucoup de médecins soit imprévoyance, soit à cause du *res parva domi*, ne peuvent s'assurer. Et même en admettant qu'ils puissent le faire, c'est une maigre ressource pour la famille. La meilleure assurance pour le médecin est donc de soigner sa santé et de se mettre à l'abri des maladies inhérentes à sa profession. Et il le peut grâce à la dosimétrie. Il s'agit tout bonnement pour lui de prendre régulièrement le sedlitz ou sulfate neutre de magnésie et la triade dosimétrique.

On dira que nous prêchons pour notre chapelle;

mais qu'importe si cette chapelle est accessible à tous les médecins, outre que tous y sont intéressés ne fût-ce que comme exemple, *Medicus se curat ipsum*, a dit Hippocrate. Trop souvent le médecin oublie de soigner sa guenille.

> « Oui, mon corps est moi-même et j'en veux prendre soin.
> Guenille si l'on veut, ma guenille m'est chère. »
>
> (MOLIÈRE, *Femmes savantes*.)

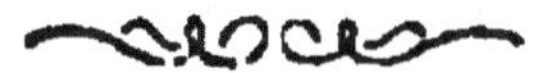

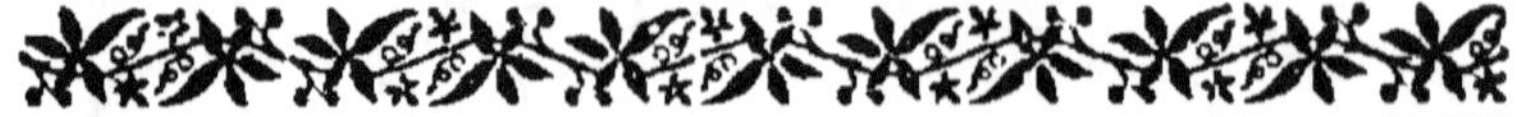

CONSEILS AUX VOYAGEURS.

—

Aujourd'hui que les voyages se sont généralisés par suite des facilités des moyens de locomotion, il est nécessaire que les voyageurs sachent se mettre à l'abri des dangers que présentent les changements de climat. Ce sont surtout les fièvres dues à un sol mal drainé, d'où s'élèvent des émanations marécageuses souvent mortelles, quand elles viennent à imprégner l'économie. La plupart des voyageurs de long cours ont payé un triste tribut à ces sortes d'hydres de Lerne, faute d'avoir eu à leur disposition les moyens de les combattre. Il suffira de citer des noms tels que ceux de Victor Jacquemont, de Livingstone et de tant d'autres.

Les États européens cherchent à s'ouvrir des stations au delà des mers, mais ce à quoi ils ne songent pas assez, c'est à les garantir contre l'insalubrité des climats nouveaux où elles s'établissent. L'Afrique centrale est aujourd'hui l'objectif de ces

États; mais là il faudrait un nouvel Hercule pour tuer l'hydre aux mille têtes, c'est-à-dire la fièvre palustre. Ce rôle est dévolu désormais à la dosimétrie ; et nous avons la conviction que si le voyageur sait se l'appliquer à lui-même ainsi qu'à ses compagnons, en l'absence de secours médicaux locaux, il pourra affronter impunément ces brusques changements de climat.

En général, les régions extrêmes du Nord sont moins dangerereuses que celles du Midi, où règnent constamment des maladies épidémiques. C'est de là, en effet, que nous sont venues toutes les pestes. Il faut donc de grandes précautions pour s'en garantir. C'est ce qu'on obtiendra par la dosimétrie, la seule médecine possible dans ces climats meurtriers.

Et tout d'abord il faut se munir largement du Sedlitz Numa Chanteaud, dont il est nécessaire de faire un emploi journalier, tant pour rafraîchir le sang que pour favoriser son oxydation — effet que produisent les sels neutres en général, mais particulièrement le sulfate de magnésie, qui est le sel tonique par excellence.

On peut, avec ce sel, faire une boisson agréable en le mélangeant à du citron ou autres fruits méridionaux. Une cuillerée à café de sel suffit pour l'usage journalier.

Indépendamment du sel Numa Chanteaud, le voyageur devra se munir des principaux médicaments dosimétriques, tels que : quassine, strychnine, aconitine, vératrine, digitaline, caféine, et tous les calmants.

Si, comme il arrive généralement, l'appétit est languissant, on prendra aux repas principaux trois à quatre granules de quassine, qui est le stomachique par excellence.

Les céphalées ou maux de tête, seront combattues par la caféine ou ses sels (citrate, arséniate) : trois à quatre granules toutes les demi-heures, jusqu'à sédation.

On aura toujours avec soi un thermomètre de poche, afin de régulariser la température du corps. Celle-ci, qui est de 37° c. dans les climats tempérés, a une tendance à s'élever dans les climats chauds, d'un ou deux degrés, c'est-à-dire 38, 39° c. C'est un état fébrile qu'on préviendra en prenant tous les soirs quatre granules d'arséniate de strychnine et autant d'aconitine et de digitaline. Que si la température du corps continue à s'élever, on la modérera avec la limonade rafraîchissante au Sedlitz Numa Chanteaud et en prenant toutes les demi-heures deux granules de vératrine jusqu'à ce que la chaleur soit ramenée à 38° c.

Contre les fièvres d'accès, au début et pendant toute la durée du stade de froid ou le frisson, on prendra, toutes les dix minutes, un granule d'arséniate de strychnine, avec trois ou quatre granules de salicylate d'ammoniaque, dans une tasse de thé bien chaud, par petites gorgées ; puis, dans la période de chaleur, deux granules de vératrine et deux granules d'aconitine tous les quarts d'heure ou demi-heures, selon l'intensité de la fièvre. Après la période de sueur on se changera de linge, avec les précautions nécessaires, et on prendra un réconfortant : bouillon, vin, punch, etc., toutefois avec mesure. Enfin, dans l'apyrexie ou l'intervalle des accès, on prendra, toutes les demi-heures, deux granules d'aséniate de quinine et deux granules d'arséniate de strychnine, afin de relever la vitalité et de prévenir un nouvel accès. Si, comme il est probable, la fièvre est due à la pénétration dans le sang de microbes ou infiniment petits, les alcaloïdes ont la propriété de les tuer et on est ainsi à l'abri de fièvres nouvelles.

Si l'on éprouve des crampes ou douleurs spasmodiques, on les fera cesser avec l'hyosciamine et la codéine : de chaque un granule, tous les quarts d'heure, jusqu'à sédation.

Matin et soir, on aura soin de s'éponger le corps avec de l'eau vinaigrée et aromatisée.

C'est par ces moyens qu'on se préservera de ces terribles fièvres, lesquelles, si on les laisse marcher, produiront des lésions mortelles : du cerveau, du cœur, des poumons, du foie, de la rate, des intestins, des reins, toutes maladies propres aux climats tropicaux. Ainsi Victor Jacquemont, au retour de son voyage d'exploration dans la chaîne de l'Himalaya, est venu mourir à Bombay, d'un abcès au foie qui s'était ouvert dans la cavité abdominale. Livingstone a succombé à des accès réitérés des fièvres africaines. Au Brésil et dans toute l'Amérique centrale règne le *vomito negro* ou fièvre jaune. Dans l'Inde, le choléra sévit endémiquement. En Asie règne la peste : toutes maladies dues à la malpropreté et à l'absence de culture.

Dans l'Afrique centrale on a à craindre les insolations, la dyssenterie, mais surtout les fièvres palustres, à cause des terrains marécageux. Toutes ces maladies pourront être conjurées par les moyens que nous venons d'indiquer. En les faisant connaître nous croyons être utile à la science et à l'humanité, et nous ne pensons pas qu'il y ait des médecins assez égoïstes pour avoir là une infraction au secret professionnel.

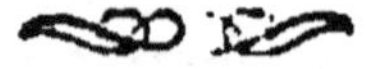

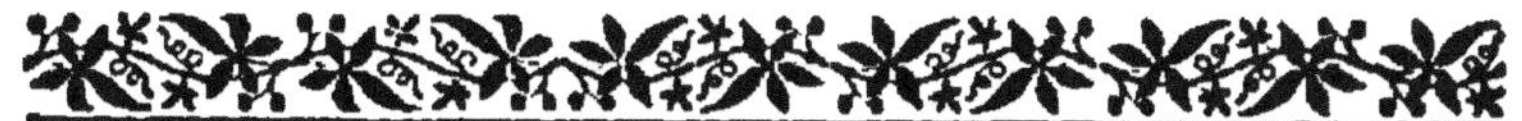

PHARMACIE DOSIMÉTRIQUE UNIVERSELLE
BURGGRAEVIENNE

Numa Chanteaud et Cᵉ, Place des Vosges, 21, Paris.

—

Comme on a pu s'en convaincre par la lecture de ce *Guide*, pour rendre pratique la nouvelle méthode, il était nécessaire de la doter d'agents thérapeutiques nouveaux par leur nature, leur force médicamenteuse et leur mode d'administration.

Je me mis résolument à l'œuvre. Avec patience, j'étudiai d'abord sur moi-même les effets des divers alcaloïdes, comparant leur degré d'activité suivant leur pureté, leur provenance, etc. Puis, après m'être assuré la possibilité de me procurer ces alcaloïdes à un état convenable de pureté, d'origine certaine et d'un pouvoir thérapeutique connu, je me préoccupai du choix de la forme pharmaceutique à leur donner. Deux conditions s'imposaient d'abord : dosage exact et solubilité rapide et parfaite ; d'un autre côté, la forme pilulaire semblait la mieux appropriée à la règle de l'administration fréquente de petites doses. Mais avec la faible posologie des alcaloïdes (1 milligramme, 1/2 ou 1/4 de milligramme), les anciens procédés de dosage étaient notoirement insuffisants; et quant aux pilules faites au pilulier, suivant le procédé du Codex, non-seulement leur masse n'est jamais homogène, au grand préjudice du dosage, mais encore toutes les masses pilulaires durcissent rapidement et deviennent presque insolubles au bout de quelque temps. C'est alors que je songeai aux granules à la bassine, fabriqués uniquement avec du sucre et de l'eau et, comme tels, restant indéfiniment et presque instantanément solubles, et mon choix fut fait. Je ne revendique d'ailleurs nullement l'invention de cette forme granulaire déjà employée par Guy-Patin et recommandée plus tard comme une excellente (sinon la meilleure) forme pharmaceutique, par le docteur Munaret. Je ne fais donc aucune difficulté d'avouer que j'ai pris mon bien où je l'ai trouvé et que, ni moi ni mon préparateur n'avons *droit* d'auteur sur le *granule*.

Le granule dosimétrique qui se prête si bien à un dosage exact, grâce aux perfectionnements que j'ai fait apporter à sa fabrication, si facile à prendre aussi souvent qu'il est nécessaire, si soluble quelle que soit son ancienneté et qui conserve l'alcaloïde intact enrobé dans du sucre à l'abri du contact de l'air, a l'immense avantage de transporter de suite le médicament actif dans l'estomac où la solution et l'absorption sont immédiates. L'alcaloïde peut ainsi développer ses effets physiologiques et thérapeutiques spéciaux, sans que son action médicamenteuse générale soit masquée par ses effets secondaires sur les premières voies, comme il arrive avec les solutions ou les sirops. Que si on veut agir sur ces premières voies, dans certains cas d'angine, par exemple, on n'est pas désarmé pour cela : il suffit de laisser alors le granule fondre dans un peu d'eau sucrée : les granules d'aconitine constituent par ce moyen un excellent collutoire et modificateur local dans l'amygdalite aiguë. C'est au médecin à voir le parti qu'il peut en tirer ; exemple encore, les granules d'iodoforme dans les affections des voies respiratoires. En les laissant fondre dans la bouche, l'air se charge de vapeurs d'iodoforme avant de pénétrer dans les bronches et constitue un mode d'inhalation facile.

Revenons à la pharmacie dosimétrique. On comprend que je ne pouvais laisser à chaque pharmacien, le soin de préparer les nouveaux granules dosimétriques, si différents des pilules ou granules du Codex. La plupart n'auraient pu d'ailleurs se procurer les alcaloïdes nécessaires ou, s'ils l'avaient pu, n'auraient eu ni le temps ni le moyen d'en contrôler la pureté et l'origine. C'eût été la porte ouverte aux plus effroyables accidents, aux plus redoutables méprises, et la dosimétrie eût été perdue dès sa naissance. C'est peut-être ce que désiraient ses adversaires. Heureusement, je veillais et n'hésitai pas à risquer ma fortune et — bien infiniment plus précieux! — mon honneur scientifique et me mis à l'œuvre, avec l'aide légal indispensable d'un préparateur patenté et diplomé pharmacien. Dès lors, je pouvais garantir les granules faits sous mon contrôle et suivant mes procédés — sous mes yeux, pour ainsi dire, — avec des alcaloïdes essayés et étudiés par moi, d'une pureté parfaite, d'une origine certaine. En un mot, je fondai la PHARMACIE DOSIMÉTRIQUE, au sens le plus étendu du mot, mon premier préparateur n'ayant été, sous ma surveillance immédiate, que le tenancier de la première *officine* dosimétrique.

Mes adversaires me l'ont même souvent reproché et ont voulu y voir je ne sais quelle pensée de mercantilisme qui ne saurait m'atteindre, car ce n'est qu'ainsi que j'ai pu fonder la dosimétrie et lui assurer l'existence, non seulement en lui donnant les agents thérapeutiques sans lesquels elle fût restée lettre morte, mais encore en la faisant connaître par un long et pénible apostolat à travers l'Europe et en l'imposant aux médecins du monde entier par l'envoi d'un nombre incroyable de volumes, de brochures, de pamphlets, de journaux, dans toutes les langues, avec une profusion jamais interrompue pendant plus d'un quart de siècle. Qui me blâmera d'avoir démontré le mouvement, en marchant, comme certain philosophe de l'antiquité? Trop d'exemples nous le montrent : Bernard de Palissy, Salomon de Caus, Papin, Fulton ne nous disent que trop qu'à vouloir lancer une invention sans le nerf de la guerre, c'est-à-dire sans l'argent, on fait métier de dupe... Croit-on qu'Edison eût pu continuer son admirable série de découvertes si, dès la première, il fut mort de misère? Est-ce ce dernier résultat que me souhaitaient les bonnes âmes qui crient aujourd'hui au scandale, parce que la dosimétrie a réussi?

On pourrait peut-être m'accuser de charlatanisme si j'avais caché mon système, déguisé ma méthode, fait des granules dosimétriques autant de remèdes secrets, pour en conserver le monopole. Mais, au contraire, j'ai proclamé partout, *urbi et orbi*, les règles de la dosimétrie, donné le nom de mes agents thérapeutiques, indiqué leur origine et leur procédé de fabrication. Il n'est pas un tube de granules qui ne porte, avec le nom de l'alcaloïde, l'indication du dosage. Je me borne à dire : « Je ne puis garantir la pureté et le dosage que des granules fabriqués sous mon contrôle et qui portent mon nom. » Y a-t-il là rien que de légitime?

La *Pharmacie dosimétrique universelle Burggraevienne* NUMA CHANTEAUD ET Cie, 21, place des Vosges, à Paris, est chargée de la préparation de tous les granules dosimétriques ainsi que de tous les médicaments diététiques, sous mon contrôle actif et direct. Cette pharmacie, établie dans les vastes dépendances de l'ancien Hôtel Richelieu, comprend les ateliers et les laboratoires, admirablement logés et outillés dans un local tout exprès aménagé dans ce but. Il n'y a pas de vente au détail, sur ordonnance, mais seulement des ventes en gros, sur commande, pour approvisionner les drogueries et pharmacies de la France et des pays étrangers.

Tous les médicaments sont soumis à l'analyse chimique qualitative et quantitative (pour le dosage) avant d'être livrés à la vente.

Nous avons ainsi la certitude de mettre aux mains de tous les praticiens des médicaments à la fois sûrs, rapides et commodes : le *tuto, cito, jucunde* chirurgical de Celse, introduit en médecine.

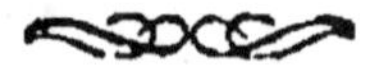

TABLE DES MATIÈRES

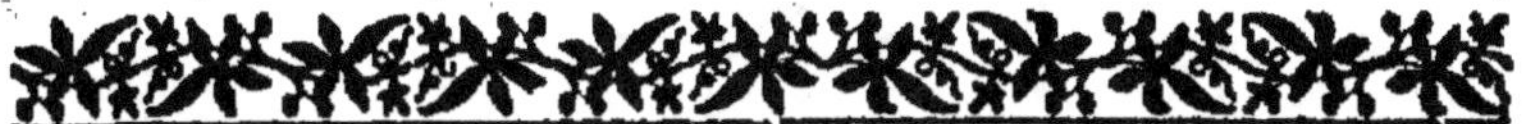

ERRATUM.

Rectification dans le classement des médicaments,

Pages 52 et 53.

—

Médicaments dosimétriques au quart de milligramme.

Atropine. — Sédatif du système musculaire. Dans les spasmes aigus ou toniques : tétanos, hydrophobie, photophobie, miserere, iléus, étranglements internes ou externes ; dans les spasmes internes : cardialgies, gastralgies, entéralgies, cystalgies ; dans l'esquinancie, surtout d'origine scarlatineuse (comme préventif), dans les névroses : hystérie, épilepsie, etc. (Voir *hyosciamine*.)

Daturine. — Succédané de l'atropine et de l'hyosciamine.

Hyosciamine. — L'hyosciamine est le meilleur des sédatifs, parce qu'elle n'irrite pas. Conjointement avec l'aconitine, elle produit le calme du cerveau, dans les insomnies ; mais c'est surtout dans les spasmes qu'elle convient ; c'est l'auxiliaire du chirurgien : dans les hernies momentanément irréductibles, elle fait cesser la constriction des viscères ; on la combine avec la strychnine quand il y a en même temps spasme et paralysie. Avec le sulfate de strychnine, c'est un remède excellent contre le mal de mer ; dans les gastralgies, les cystalgies, en un mot, dans les souffrances des viscères creux : un granule toutes les demi-heures jusqu'à effet.

Médicaments dosimétriques au demi-milligramme.

Aconitine. — Sédatif du système nerveux vaso-moteur. — Dans les pyrexies, pour ramener la chaleur à la moyenne physiologique : un granule tous les quarts d'heure ou toutes les demi-heures ; dans les maladies congestives des centres respiratoires et circulatoires, dans les congestions cérébrales, dans les hypérémies rénales, conjointement avec la digitaline ; dans les spasmes congestifs, dans les maladies irritatives de la peau, dans les névralgies dentaires, dans les affections rhumatis-males ; c'est le succédané de la vératrine (voir cette dernière) : un granule toutes les demi-heures, jusqu'à sédation.

Arséniate de strychnine. — Dans la période

initiale des maladies typhoïdes : pyrexies, inflammations. — Dans les insuffisances nerveuses, on le combine à l'hyosciamine quand en même temps il y a spasme à cause de la rupture de l'équilibre physiologique, comme dans l'asthme, la dysphagie, la dysurie, la physométrie, etc. : un granule toutes les demi-heures dans les affections aiguës jusqu'à effet; un ou deux granules toutes les heures dans les maladies chroniques, également jusqu'à effet; sauf à recommencer.

Brucine. — Excitant du système musculaire; convient surtout chez les enfants : dans la bronchite capillaire, la pneumonie, au début et à la fin, pour empêcher la paralysie et activer l'expectoration; dans les pertes nocturnes par faiblesse. Il faut souvent la combiner à l'atropine, quand il y a en même temps spasme : un granule toutes les demi-heures, jusqu'à effet. (Voir strychnine.)

La suite comme dans le Guide.

Complément des médicaments dosimétriques.

Au demi milligramme.

Sulfate de strychnine. — Mêmes propriétés que l'arséniate de strychnine avec un peu plus d'énergie. S'emploie moins que l'arséniate au début et dans le cours des pyrexies, comme incitant vital, bien qu'à son défaut il puisse parfaitement le remplacer. S'emploie davantage dans les spasmes rebelles des organes creux et dans les paralysies, comme excitant de la contractilité; s'associe à l'hyosciamine contre le mal de mer. (Voir arséniate de strychnine.)

Au centigramme.

Sous-nitrate de bismuth. -- Antidiarrhéique au premier chef, mais son emploi prolongé (à dose allopathique du moins) donne des coliques et finit par amener des gastrites et des gastro-entérites. Convient également dans les gastralgies et les entéralgies où l'on doit l'associer aux granules de morphine (chlorhydrate, bromhydrate), à la codéine, au camphre bromé, au croton-chloral, etc. Nous ferons remarquer qu'il n'est jamais bon de boucher tout à coup le corps; il faut préalablement faire le lavage intestinal au Sedlitz.

Sulfate de quinine. — Trop universellement connu et employé pour qu'il soit nécessaire d'y insister longuement. Nous n'en parlons que pour mettre en garde contre les doses massives. Les granules dosimétriques, toujours parfaitement solubles, doivent être préférés à toutes les pilules, voire même aux paquets des officines allopathiques, parce que, donnés à petites doses et à intervalles rapprochés selon les préceptes de la dosimétrie, ils ne produisont jamais de gastro-entérité, et que, la strychnine aidant, il faudra dix fois moins de quinine pour produire le même effet. La strychnine décuple la puissance de la quinine.

SEDLITZ

BURGGRAEVE-NUMA CHANTEAUD

PURGATIF RAFRAICHISSANT

—

Le Sedlitz granulé effervescent Burggraeve-Numa Chanteaud, à base de sulfate de magnésie desséché, est incontestablement, le plus pur, le plus agréable à prendre et le plus efficace sous uu petit volume. Il remplace, avec avantage, les eaux purgatives et tous les drastiques.

Son emploi journalier, à la dose laxative, rafraîchit le sang et enlève toutes causes d'irritation et d'échauffement sans fatiguer ni affaiblir l'économie.

—

Le Sedlitz Burggraeve-Numa Chanteaud se vend dans toutes les pharmacies.

Prix du flacon 2 francs. Le demi flacon 1 franc.

Demander flacon carré avec enveloppe orange, revêtu du portrait du Dr Burggraeve et d'un timbre spécial de garantie.

GAÏAPHOSPHAL

(PHOSPHATE DE GAIACOL)

Ce nouvel agent, introduit par nous dans la thérapeutique, s'emploie avec succès dans les maladies de poitrine.

Il remplace avantageusement la créosote dans tous les cas où celle-ci est ordonnée. Son goût est des plus agréables et ce médicament peut être pris avec plaisir par les enfants et les personnes les plus difficiles.

Son action est double : par le gaïacol, il agit comme la créosote, dont il est le principe actif, et par son acide phosphorique il apporte aux malades l'élément nerveux qui leur est si nécessaire.

Le Gaïaphosphal granulé, délivré en flacon, se prend par cuillerée à café.

Prix du flacon : 4 francs.

Exiger sur l'enveloppe les signatures Burg-graeve-Numa Chanteaud, ainsi que le portrait du Dr Burggraeve et le timbre spécial de garantie.

c'est plutôt Incursions dosimétriques qu'il eut fallu les nommer.

La Médecine dosimétrique contemporaine. Correspondances, consultations, causeries, variétés, questions professionnelles. 1. *Médecine humaine*, 2 vol. grand in-8°, 1886-1887.

2. *Médecine vétérinaire*, 1 vol., grand in-8°, 1886.

Le livre d'or de la médecine dosimétrique. 1886. 1 vol. in-4°.

Études sur Hippocrate, au point de vue de la médecine dosimétrique. 1 vol. in-8°.

Ces études ont pour objet de mettre en relief la grande loi du vitalisme, opposée à celle de l'organicisme.

Études Médico-Économiques. 1888.

Répertoire universel de médecine dosimétrique humaine et vétérinaire. Revue mensuelle de 1871 à 1891, 22 volumes avec tables alphabétiques des matières, *continué en 1893 par la Médecine dosimétrique universelle*, paraissant 4 fois par an et par le *Bulletin* de médecine et de pharmacie dosimétriques paraissant tous les mois.

Le Choléra Indien, grand in-8° avec planche.

Le Choléra Indien de 1892, broch. de 56 pages in-8°, 1893.

Son œuvre scientifique, par lui-même, avec une auto-bibliographie, broch. de 20 pages in-4°, 1888.

Souvenirs de voyages pour la propagation de la médecine dosimétrique 1891.

Guide pratique de médecine dosimétrique, 1893.

Manuels :

Tableaux synoptiques de médecine dosimétrique. 1 vol. in-12.

Manuel de symptomatologie dosimétrique. 1 vol. in-12,
1894.

Manuel de thérapeutique dosimétrique.

Manuel de pharmacie et de pharmaco-dynamie dosimétrique. 1 vol. in-12, 1891.

Manuel des maladies des enfants.

— des maladies des femmes.
— des dyspepsies.
— des fièvres puerpérales.
— de la fièvre.
— des urines.
— des voies urinaires.
— de la goutte et du rhumatisme.
— de la phtisie pulmonaire.
— des névralgies ou névroses.
— de la pleuro-pneumonie.
— des maladies de cœur.
— des maladies diathésiques.
— des maladies dyscrasiques.
— des maladies cérébro-spinales.

Instructions pratiques de médecine dosimétrique.

**Révision de la médecine par la méthode dosimé-
trique**, 1894, 1 vol., in-12.

POUR LES GENS DU MONDE :

L'art de prolonger la vie. 1 vol., 1890, in-8° et in-12.

La longévité humaine et moyens pratiques d'y arriver.
1 vol., 1887, in-12.

A la mer, avec conseils pour la santé. 1881, in-12.

La surveillance maternelle, 1889.

Hygiène des gens du monde, 1887, 3 vol., in-12.

Hygiène thérapeutique des pays torrides, 1887,
1 vol.

Plusieurs de ces ouvrages ont été traduits en anglais, en espagnol, en portugais, en italien et en hollandais.

Ouvrages de divers auteurs.

Compendium de médecine dosimétrique, par le Dr Van Renterghem, fils, de Goes (Hollande). Paris, 1886.

Pharmaco-thérapie dosimétrique comparée, par le professeur Laura, de Turin, traduit de l'italien par E. Gras. 1887.

Éléments de thérapeutique et de clinique dosimétriques, par le Dr d'Oliveira Castro, traduit du portugais par F. Gras. 1886.

Défense de la dosimétrie, par le Dr d'Oliveira Castro, traduit du portugais par E. Gras. 1884.

Exposé de la doctrine médicale dite médecine dosimétrique. — M. le docteur Burggraeve et la science moderne, par le Dr Adrien. 1884.

Méthode dosimétrique, par le Dr Gabriel Reignier. 1886.

La médecine du passé et la médecine de l'avenir, par le Dr Juhel, de Caen.

Des alcaloïdes, de leur valeur et de leur importance en thérapeutique, par le Dr Béclu.

Traitement dosimétrique de la diphtérie (angine couenneuse, croup, etc.), par le Dr Fontaine, de Bar-sur-Seine.

Traitement de la pneumonie franche aiguë et de la pleurésie, par le Dr Bourdon, de Méru (Oise).

La chloro-anémie et son traitement dosimétrique, par le Dr Paquet.

La fièvre jaune, par les Drs Gélineau, Grand, anciens chirurgiens de marine et Goyard.

La dosimétrie justifiée par la pathogénie de la flèvre, par le D* Lamy, de Larochefoucauld.

Société de médecine dosimétrique de Paris, rue Racine, 3. Conférences de 1893 à 1895 :

1. *Exposé général de la méthode dosimétrique*, par le D* Féron, le 19 décembre 1893.

2. *La dosimétrie devant la maladie*, par le D* Béclu, 21 février 1894.

3. *La méthode dosimétrique au point de vue de la santé, de la maladie et de la longévité*, par le D* Bourdon, 4 mai 1894.

4. *Un péril méconnu*, par M*** Féron, 4 mai 1894.

5. *La dosimétrie, méthode physiologique et philosophique*, par le D* Encausse, 17 janvier 1895.

6. *L'alcaloïdo-thérapie dosimétrique et la jugulation des maladies aiguës*, par le D* Chazarin, 27 avril 1895.

Voyage autour de la médecine dosimétrique, 1895

Médecine vétérinaire.

Manuel de thérapeutique dosimétrique vétérinaire, par MM. Landrin et Morice, médecins vétérinaires.

Petit guide pratique de médecine dosimétrique vétérinaire, par MM. Landrin et Morice.

Manuel de thérapeutique dosimétrique vétérinaire, par MM. Gsel-Renier, médecins vétérinaires.

Petit guide pratique de médecine vétérinaire, par Lefebvre, médecin vétérinaire, de La Ferté-sous-Jouarre, 1887.

BRUXELLES. — IMPRIMERIE A. LESIGNE,
rue de la Charité, 23.

www.ingramcontent.com/pod-product-compliance
Lightning Source LLC
LaVergne TN
LVHW021935030726
842523LV00001B/149